平凡社新書

918

「自立できる体」をつくる

人生100年時代のエクササイズ入門

湯浅景元

YUASA KAGEMOTO

JN143216

HEIBONSHA

「自立できる体」をつくる●目次

第六章　家庭内での事故を防ぐ…………123

第九章　日々の心がけを大切にしよう……171

イラスト：佐々木啓成
イラストデザイン：松根弘憲

はじめに

私は、五〇歳代後半のときに『老いない体をつくる——人生後半を楽しむための簡単エクササイズ』（二〇〇五年、平凡社新書）を上梓しました。

この本では、私と同じ世代、つまり対象となる年齢を五〇歳から六〇歳前後としました。対象とした年齢層の人たちは、二〇代、三〇代に比べて体力が衰えたとはいえ、運動を継続すれば体力を鍛えられる可能性が残されています。運動することでその可能性を引き出し、体力を取り戻して老いない体をつくり、人生の後半を楽しむことを提案したのです。

幸いにも、この提案は多くの人に受け入れられ、「老いない体をつくる」と題した講演会を全国各地で行ってきました。

ところが、私は七〇歳を迎えるころから、運動を継続しているのに体力が徐々に低下していることを実感するようになったのです。

五〇歳から、私は、毎日欠かさずウォーキングを続けています。筋力トレーニングも怠ることなく行っています。ストレッチングは毎日、数回は行うようにしています。

それなのに、長く歩き続けると疲れを感じるようになり、持ち上げることができた重量を上げられなくなり、関節を大きく広げようとすると筋肉に強い張りを感じるようになったのです。

五〇歳から六〇歳前半までは、「運動をすれば体力は鍛えられ、老化による体力低下は防げる」ものと私は信じていましたし、現に、運動することで体力は増進しました。しかし七〇歳を迎えたころから、運動による体力の増進よりも、老化による体力の低下のほうが上回るようになってきたのです。運動しても体力を鍛えられない、それどころか、運動しても老化による体力の低下を止めることすらできないことにショックを覚えたのでした。

年齢と運動効果に関する多くの論文を調べたところ、七〇歳を超えると運動を続けても体力が鍛えられる余地は少なくなり、老化による体力の低下を完全に止めることはできない、ということがわかりました。これが自然の成り行きだということです。

そうならば、七〇歳を超えたら無理をしてまで運動する必要はない、と考えたくなります。現に、そのような考えがふと頭のなかをよぎりました。しかし、高齢者と運動に関する論文を改めて見直したところ、運動を継続している人たち（運動群）と運動不足の人たち（運動不足群）の、老化にともなう体力の低下を比較した報告を見つけたのでした。

これらの報告が示していたことは、いずれの群も七〇歳を過ぎれば体力は低下していくが、その低下は「運動群」の人たちのほうがはるかに緩やかであったということです。この結果に接して、私は運動に期待する内容は年齢に応じて変えていくべきだという考えに至りました。

六〇歳のころまでは、体を鍛えて、老化による体力の低下を防ぐことを運動に期待してもよいでしょう。しかし七〇歳からは、老いとともに体力を緩やかに低下させていくことを運動に期待するのが妥当だと思うようになったのです。

体力の衰えを緩やかにさせることでもたらされる最大の利益は、日々の生活動作を自力で行える期間を長くできるということです。食事をする、服を着替える、買い物に出かける、トイレで用を足す、お風呂で体を洗うといった日々の動作を自力で行うことを維持できれば、高齢になっても自分の思いどおりに生活することができます。

老化による体力の低下が急激に進むと、早い時期から体を思いどおりに動かすことが困難となり、介助を受ける必要が生まれます。介助が必要になると、助けてくれる人の都合に合わせないといけないので、自分の思いどおりに生活することが難しくなります。介助者の都合を最優先させないといけないときには、自分の都合だけで物事を進められなくなるのです。

高齢になって、自分の思いどおりに生活することができなくなると、生活はとたんに窮屈になり、我慢しなければならないことばかりとなってしまうでしょう。

定年後など、第二の人生に与えられた特典は、自由気ままに生きられるチャンスがあることだと思うのです。第二の人生を謳歌するためにも、せめて日常生活における動作を自力で行える体（「自立できる体」）を維持しなければなりません。そのためには運動を継続して行うことが必要なのです。

本書では、六〇代、七〇代の老年期を迎えた人、これから迎えようとする人たちに向けて、「自立できる体」を維持するために効果的で継続しやすい運動を紹介します。

当然ですが、読むだけでは運動の効果を得ることはできません。ぜひ、本書を読んで、続けられそうな運動から実行してください。そして、運動で「自立できる体」を維持しながら、残りの人生を、自分の思いどおりに過ごそうではありませんか。

第一章

大切なのは「自立できる体」

見た目の若さよりも大切なこと

自分の老いを知る一つのきっかけは、鏡に映る姿を見たときでしょう。

皮膚がたるんで増えた顔のしわ、力なく垂れ下がった目尻、白いものが目立つ頭髪を目にしたとき、老いたことを思い知らされます。

こんなとき、自分の老いた姿を素直に受け入れることができる人は、それほど多くはないでしょう。たいていの人は、化粧や白髪染めなどを利用して、少しでも若いころの姿に戻そうと努めます。望みどおりに「見た目の若さ」を取り戻すことができた人は、満足を感じ、人前に進み出る勇気があふれ、積極的に生きようとする力がみなぎってきます。「見た目の若さ」を取り戻すことは、老いた人たちに生きる力を与えてくれるのです。

でも、外見を取り繕《つくろ》うことで得られる「見た目の若さ」を追い求めることだけで、果たして本当によいのでしょうか。私は、「見た目の若さ」とは別に、もっと大切なものがあると思っています。それは、鏡に映すことができない体の内部にある器官の若さです。

私たちの体内には、生きるために必要な筋肉や骨などの運動器、心臓や血管などの循環器、肺や気管などの呼吸器といったさまざまな器官があります。

こういった器官も、外見と同様に、年をとるにつれて若さを失っていきます。若いころしっかり働いてくれた器官は、老いるにつれて働きが悪くなり、高血圧、糖尿病、心筋梗塞、骨粗しょう症などの病気を引き起こしやすくなります。それだけではありません。器官の衰えとともに筋力や持久力といった体力も低下していくのです。

体の内部の若さが大切だと思う一番の理由は、外見とは違い、器官の衰えは健康障害や生命力の低下に直結するからです。

見た目は若いけれども、器官が衰えていたのでは見かけ倒しです。それでは元気な老後を送ることはできません。外見の若さだけではなく、体の内部の若さを保つように努めていないと、老後、病気や体力の低下が原因で、自力で生きることが困難になる可能性が高まります。自力で生きられなくなると、老後の人生は融通の利かないつらいものになってしまうでしょう。

老後こそ、他人に気兼ねすることなく、自分の思い通りに日々の生活を送りたいものです。そのためには、他人の助けがなくても思い通りに動かすことができる体、つまり「自立できる体」を一日でも長く維持することが大切なのです。「自立できる体」を一日でも長く維持できれば、あなたの思いどおりに生活を送ることができ、第二の人生は豊かなものになるでしょう。

日常生活における動作を一人で行う

私たちの日々の生活は、さまざまな動作を行うことで成り立っています。

たとえば、起居動作（立つ、座る、寝返る）、移動動作（歩く、またぐ、運ぶ）、食事動作（食べる、飲む）、更衣《こうい》動作（着る、脱ぐ）、整容動作（歯を磨く、顔を洗う）、トイレ動作（排泄する、後始末をする）、入浴動作（体を洗う、タオルを絞る）などの動作の組み合わせで生活は営まれています。

こういった、日常生活を営むために最低限必要な動作は、他人の助けを借りないで一人で行えることが原則です。ところが、老いるにつれて一人では行えない「日常生活動作」が増えていくのです。

洋服を一人で着たり脱いだりすることができなくなった、階段の上り下りが困難になった、というように、これまで一人でできたことをするのが困難になってくるのです。

このように、日常生活動作を一人で行えなくなったとしても、生きていかなければなりません。そのために、一人ではできない日常生活動作を他人の力を借りて行うことになります。他力に頼る生活は、介助してくれる人への気兼ねもあり、自由気ままに生活することを難しくさせます。

しかし、「自立できる体」を維持できれば、外出したいときに出かける、入浴したいときに湯船につかる、眠りたいときに寝室で横になる、飲食したいときに飲み食いする、排泄したいときにトイレで用を足すというように、自分の思いどおりの生活を過ごすことができるのです。

他人への迷惑をできるだけ少なくして、自力で日々の生活を営むことは、私たちが大切にしたい自由な生活の基盤となるものなのです。

人生一〇〇年時代をはつらつと生きるために

日本は、一〇〇歳まで生きることが珍しくない時代を迎えつつあります。二〇四五年には平均寿命が一〇〇歳に達する、と予測する専門家もいます。すべての人が一〇〇歳を迎えられるわけではありませんが、かなりの高齢まで生きられる可能性が多くの人たちにあるのです。

このような時代を生きるために、一〇〇歳までの生活を前提とした人生設計を立てる必要があります。無計画で行き当たりばったりの人生でよい、という人もいるでしょうが、与えられた人生を自分なりに満喫するためにも、将来に向けての生き方を考えておくことは決して無駄にはならないと思います。

老後の人生設計を立てるとき、大切にしたいことは「生きがい」でしょう。生きがいは、私たちに生きる楽しさや力を与えてくれます。自分なりの生きがいを発見し、その生きがいを実現できれば、老後の人生をはつらつと生きられるのです。

老後の生きがいを調査した結果（厚生労働省『社会保障制度企画調査』平成二六年）によると、六〇歳以上の人たちが大切にしたいと思っていることは、「友人や地域の人との交流」、「教養・趣味を高めること」、「家族との団らん」、「働くこと」、「学ぶこと」、「スポーツをすること」、「地域活動への参加」などです。

当然ですが、こういった生きがいを実現するためには、〝自力〟で自分の体を動かせる、「自立できる体」を維持していることが必要でしょう。

自分が望む生きがいを実現するためにも、「自立できる体」づくりを心がけたいものです。「自立できる体」を維持できれば、それだけ自分の生きがいを実現できるチャンスが増えるのです。

人生一〇〇年時代をはつらつと生きるために、「自立できる体」をできるだけ長く維持するように心がけましょう。

「三昧に生きる」ことを楽しむ

「自立できる体」を維持することに加えて、人生一〇〇年時代をはつらつと生きるためのもう一つの方法は、自分の気の向くことに精を出すことだと思います。

老いることは、決して悪いことばかりではありません。老いることで得られる利点もあるのです。

その一つは、「三昧に生きる」ことができるチャンスが増えることでしょう。

三昧とは、「自分の気の向くことだけをする」ということです。何かと制限の多い世の中で、「三昧に生きる」ことができれば、それこそ贅沢三昧です。

若いころは、仕事や家事や子育てなどに時間をとられ、自分の好きなことに集中することはできません。老年になると、自分の時間を他人から奪われることが少なくなり、自分のやりたいことに熱中できる余裕が生まれてきます。このチャンスを生かして「三昧に生きる」ことは、老年になったからこそできる楽しみ方です。

「昼寝三昧」、「読書三昧」、「旅行三昧」、「趣味三昧」、「奉仕三昧」……、あるいは

「仕事三昧」と誰に気兼ねすることもなく過ごすことができるのは、老年になった者へ与えられるご褒美のような気がします。

こういった「三昧に生きる」余裕を持つためにも、「自立できる体」の維持を心がけましょう。

第二章　ヒトも動物である

動物は移動できる能力を持っている

地球上で生きている生物は、大きく「植物」と「動物」に分けられます。植物と動物の大きな違いは、自力で移動できるか、できないかにあります。

植物は、地中に根を張って同じ場所にとどまり、自ら移動することはありません。植物も生物なので、生きるためには栄養が必要です。その栄養は、水と二酸化炭素と日光を利用して植物自体がつくり出します。栄養の材料になるこの三つの要素は、植物を取り巻く自然が与えてくれます。植物自体が移動しなくても、栄養の材料が与えられる仕組みができ上がっているのです。

一方、動物は植物のように自ら栄養をつくり出すことはできません。動物は、ほかの生き物から栄養を摂ることになります。そのために、栄養となる植物や動物のところまで移動し、採取・捕獲する必要があります。動物にとっては、栄養を摂るために移動できなくなることは死活問題です。動物は移動できるからこそ生きられるのです。

私たち人間も動物です。ほかの動物と同様、生きるためには栄養が必要です。栄養となる食べ物を獲得するために、人間は食べ物があるところまで移動し、採取や狩をしたり、耕作したりします。

都会に住む現代人なら、食べ物を獲得する場所は食料品店やスーパーマーケットなどでしょう。お店まで自動車で行くとしても、店内では歩いて移動しながら食料品を選ばなくてはなりません。もし店内での移動ができなくなると、ほかの人に頼んで食べ物を買ってもらったり、あるいは配達してもらったりすることになります。

移動することが必要になるのは、食べ物を手に入れるときだけではありません。旅行、行楽、通院などでも、移動が必要となります。自宅のなかであっても、食事、入浴、排尿・排便などのたびに部屋を移動します。私たちは、食べ物の入手とは別に、さまざまな目的のために、日々、移動しているのです。

生涯、自力で移動するためには、私たちは動物である、ということを忘れないことです。人間は動物なのです。植物のように根を張って同じ場所でずっととどまっていることは、避けないといけません。

しかし、自分の足で移動できるのに、植物が根を張ったように、ほとんど家から出ない人やパソコンやテレビに向かって朝から晩まで座り続けている人が増えているのではないでしょうか。こんなことを続けていると、自由に動き回る能力は確実に衰えていきます。

私たちは、体を移動させることを忘れてはいけません。毎日、移動のための「動物時間」をつくり、体を動かすことを怠らないようにしましょう。床に根が張ったようにじっと座り続ける「植物時間」が、長くならないように心がけることが大切なのです。

自由に移動できる能力を自ら捨てないこと

私たちに与えられている自由に移動する能力は、「運動しない」と確実に衰退していきます。

しかし運動を継続することは、誰にとっても簡単ではありません。かなり強い意志を持たなければ、続けることはできないのです。運動を始めても、数日続けただけで中断してしまう人が多いことからも、継続することがいかに難しいのかがわかるでしょう。

それに比べると、「運動しない」ことは実に簡単なことです。強い意志など必要ありません。

私たちの脳は、運動しない時間が長くなっても「運動しなさい」という命令を出してはくれません。運動しなくても苦痛を感じないようになっているのです。このことに気づかず、この状態を続ければ、運動器は確実に弱ってしまうでしょう。これは、自由に移動できる能力を自ら捨て去っているようなものなのです。

運動器とは、筋肉、腱、じん帯、骨、関節などのように、体を動かすために働く器官のことです。こういった器官が衰えると、自由に移動することが困難になってきます。

たとえば、大切な車を傷つけたり、雨にさらしたりしないようにと、車庫に入れっぱなしにしたとしましょう。

こうしておけば、愛車は傷つくことも、雨に濡れることもありません。車はきれいな状態のまま保たれます。しかし、それは外観だけです。エンジン、ブレーキ、バッテリーなど、車の内部にあるものは使わなければ劣化していき、いざエンジンをかけて動かそうとしても、思うように車は動いてくれません。突然動かせば、故障などの原因になるのです。

同じことが人間の運動器にも当てはまります。体を痛めないように筋肉を動かさないでいると、やせ細って弱くなり、骨に刺激を与えないようにしていると、もろくなり折れやすくなるのです。

腱やじん帯も、動かさないと弾力性を失って切れやすくなります。関節だって、動かさないままだと、その動く範囲は狭くなっていきます。こんな状態で体を動かせば、ケガをすることは必至です。

運動器も車と同じで、毎日、ていねいに動かしてあげないと、よい状態は長続きしません。

先に述べたように、私たちは運動不足になっても運動する意欲が自然とわくわけではありません。まず、運動するのだという強い意志を持ち続けるように心がけることです。

では、どのような運動なら比較的、続けることが容易なのでしょうか。私がお勧めする運動は、大きく分けて二種類あります。

一つは、ウォーキング、ジョギング、テニス、ゴルフ、バレーボールなどのスポーツをすることです。

スポーツは、全身の運動器を活発に働かせます。ただし、競技選手のように激しく体を動かすと、ケガをする恐れがあります。一般の人が行うスポーツでは、体に無理な負担をかけることは厳禁です。楽に、楽しく行うようにしましょう。

二つ目は、「日常生活動作」を運動とする方法です。

スポーツだけではなく日常生活における動作も、健康や体力の維持・増進に役立つ運動になるのです。

なぜなら、日常生活における動作も、スポーツのように体を動かすことで成り立っているからです。もちろん、スポーツと「日常生活動作」の両方を組み合わせれば、効果は一段と高まることでしょう。

私たちの体は運動不足にとても弱い

技術の進歩にともなう生活の機械化によって、体を動かすことが激減したために、私たち現代人は「運動不足」に直面することになりました。

しかし、私たちの体は、進化の過程で運動不足に適応できる能力をつくれませんでした。なぜなら、ほかの動物と同じように、人間の長い歴史の大部分は、自らの体を動かし食料を獲得することが生活基盤になっていたからです。運動不足に対する適応力はつくれなかったので、運動不足になると体にさまざまな悪影響が出るようになったのです。

こういった、人体の進化と社会の変化の速度のミスマッチで起こる健康障害を、

「ミスマッチ病」といいます。

　私たちの体は運動不足にきわめて弱いことを、しっかりと受け止めておかなければなりません。

　数日間、多忙にかまけて運動不足が続いたあと、久しぶりに買い物などで数十分歩き続けただけで、どっと疲れが襲ってきた。入院などでベッドに横たわる生活をしばらく続けていたら、足の筋肉がやせ細り、一人で立ち上がることが困難になった……。こんな経験をした人は少なくないのではないでしょうか。

　さらに適度な運動を続けても、急に体力が増進したなどという実感はほとんど起きないものです。それが、運動を継続できない一つの理由でもあるのです。

「この運動を続けると何日くらいで効果が出ますか?」、「すぐ現れるものですか?」という質問をよく受けますが、その「何日?　すぐ?」という言葉に、私はいつも驚きを覚えるのです。

　運動の効果がはっきりと現れるまでには、少なくとも数週間はかかるものです。

かなりの効果を得るには、数か月間かかることだってあります。

運動を始めたばかりの人たちは、数日で効果が出るものと期待を抱いているのでしょう。でも、運動の効果はそれほど短い間に得ることはできないのです。

ところが運動不足の悪影響は、すぐに現れてしまいます。運動不足が少し続いただけで体力は一気に衰えるのです。

運動することで得られる効果は現れにくく、運動不足の悪影響はすぐに現れる……。このことは、「ベッドレストの研究」からも明らかです。

「ベッドレストの研究」とは、健康な人を長期間ベッドで横たわらせて、完全に安静の状態を続けさせ、その間に起きる体の変化を調べる研究です。

この研究は、日本でも行われました。平均年齢が二二歳の男女それぞれ三名、合計六名の健康な人たちに二〇日間、ベッドに横になったままの姿勢を続けさせたところ、足の筋肉量は七パーセント、筋力は二四パーセントも減少したのです。

さらに、ベッドレストを終了した直後から、筋力トレーニングを続けさせると、減少した筋肉量と筋力は増加し始めました。ところが、ベッドで横になっていたのはおよそ三週間なのに、筋肉量や筋力が実験前の値に回復するまでに九週間も要したのでした。

この「ベッドレストの研究」から明らかになったことは、私たちの筋肉量や筋力は運動不足のマイナス効果は大きいが、運動することで得られるプラス効果は現れにくいということでした。


運動不足が続いたために起きる体の衰えを、「廃用症候群」といいます。代表的な症状には、筋肉がやせ細って弱くなる筋萎縮《きんいしゅく》、関節の動きが悪くなる関節拘束《こうそく》、骨がもろくなる骨萎縮《こついしゅく》などがあります。

運動不足の悪影響は、高齢になるほど深刻になっていきます。

デンマークにあるコペンハーゲン大学の研究グループは、若者と高齢者を対象に、運動不足が筋肉に及ぼす影響を調べました。この実験には、平均年齢二三歳の若者一七人と、平均年齢六八歳の高齢者一五人が参加しました。いずれも男性です。

参加者の両足をパッドで固定して、二週間動かないようにしました。その結果、筋肉量は、若者で二・八パーセント、高齢者で三・一パーセント減少しました。筋力は、若者で二八パーセント、高齢者で二三パーセント低下したのです。運動不足による筋肉への影響は若者も高齢者もほぼ同じでした。

ところが実験後の回復経過では、若者と高齢者の間で大きな違いが見られたのです。両足に装着したパッドを外したあと、三週間の筋力トレーニングを行ったところ、若者の筋肉量と筋力は実験前の値に回復しましたが、高齢者では回復が見られなかったのです。高齢者の筋力トレーニングを六週間まで延ばしても、衰えた筋肉が回復することはありませんでした。

この「ベッドレストの研究」やコペンハーゲン大学での研究から、運動不足による筋肉の衰え方は若者でも高齢者でも同じだが、その回復力は高齢者ほど劣ってしまうことが明らかになったのです。

第三章

重力を感じながら生きている

地球上ではみな「重さ」を与えられている

私たちが住んでいる地球は自転しています。地球の自転速度はおよそ時速一七〇〇キロメートルです。旅客機の巡航速度はおよそ時速八五〇キロメートルですので、地球は旅客機の二倍の速度で自転していることになります。

これほどの超高速度で地球は自転しているのに、その上で生活している私たちが宇宙に向かって放り出されることはありません。猛スピードで自転する地球の上にしっかりとどまっています。考えてみれば、不思議な気がしませんか。

水風船の口に巻いたゴムひもの端を持って、水風船をぐるぐる回転させると、ゴムひもはどんどん長くなります。回転する水風船が飛び出そうと、ゴムひもを引っ張るからです。回転の途中でゴムひもを手から離すと、水風船は空中に飛び出します。

地球上にいる私たちも、この水風船のように宇宙に向かって飛び出していくのが当然のような気がします。でも、実際には地上にしっかり踏みとどまっているのです。なぜなら、重力という目に見えない力によって、私たちの体は地球の中心に向けて引きつけられているからです。

地球の中心に引きつける重力は、「重さ」を与えます。私たちの体にも、「重さ」つまり「体重」がかかっています。地上で暮らす私たちは、体重を支えたり移動させながら、日々の生活を送っているのです。

体重を支え、移動させるには力を必要とします。この力を発揮させるのが筋肉です。筋肉が発揮する力は、筋力と呼ばれます。

ところで、体重が同じだからといって、体重の支持や移動のために必要な筋力の大きさは、いつも同じというわけではありません。姿勢や体を移動させる速度などによって変化するのです。

体重とは、全身の重さです。全身は、頭、胴体、腕、足などのいくつかの部分が集まってできていて、それぞれ重さを持っています。

頭の重さは体重のおよそ八パーセント、胴体は四六パーセント、腕（片側）は六パーセント、足（片側）は一七パーセントです。

体の重さは、関節を取り巻いている筋肉によって支えられます。このとき、発揮する筋力は姿勢によって変わってきます。

たとえば、スマートフォン（スマホ）の画面を見る場合、たいていの人は頭を前に傾けた姿勢になります。体重六〇キログラムの人なら頭の重さはおよそ五キログラム。頭をまっすぐに立てた姿勢であれば、首の筋肉が発揮する筋力は頭の重さとほぼ同じ五キログラムとなります。

ところが、頭を前に一五度傾けると頭を支えるための筋力は一二キログラム、頭を三〇度傾けると一八キログラムになります、頭を四五度傾けたとすると二二キログラムの筋力を発揮しなければなりません。これは、六歳の子ども一人分の体重に匹敵する筋力なのです。

このように、頭の傾き具合で首にかかる重さは変わります。頭の傾きが大きくなるほど、首には大きな重さがかかってくるのです。頭を前に倒した姿勢を続けていると、首を痛めやすくなるのはこのためです。

筋肉が発揮する力は、体を動かす速度によっても変化します。

散歩のように、ゆっくり歩くときには体重の一・二倍、急ぎ足で歩くときには体重の二倍の筋力が必要となります。ジョギングだと体重の三倍の筋力が必要になります。

また椅子から立ち上がるときも、立ち上がるスピードによって足の筋肉が発揮する筋力の大きさは違ってきます。ゆっくり立ち上がるときには体重のおよそ一・五倍、素早く立ち上がるときには体重の三倍の筋力が必要となります。

このように、体重を移動させるときには、移動速度が速くなるほど大きな筋力が必要となるのです。体が体自体の重さを支えられなくなると、座る、立つ、移動するなどの動作を行うことが困難になっていきます。

重さがある地球で生きる私たちが、「自立できる体」を生涯にわたって維持するには、「重さ」に負けない体を保つことが大切なのです。

体の重さをしっかりと受け止める時間も大切

体を支えたり動かしたりする原動力は、筋肉が発揮する筋力です。

筋力が弱すぎると、体を支えることも動かすこともできません。私たちが日々の生活動作を支障なく行えるのは、筋肉が必要な力をしっかり出してくれているからなのです。

ところで、筋肉に重い荷重が加わり続けると、筋肉に痛みや疲れを起こすことがあります。

筋肉に加わる重量が重いと、筋線維（筋肉をつくっている細胞）や腱やじん帯などの結合組織に小さな損傷を起こすことがあります。損傷すると、これを修復しようと白血球などが働いて腫れや熱が生じます。この腫れや熱が感覚神経を刺激すると、筋肉痛を感じることになるのです。

また筋肉が大きな重量を受け止め続けると、疲労物質である乳酸が筋肉内に蓄積したり、筋肉のエネルギー源であるグリコーゲンが減っていきます。こういったことが原因で、筋肉の疲労が起こるのです。

できる限り、筋肉の痛みや疲れなどを起こさないで楽に生活したいものです。そのためには、筋肉に加わる重さを軽くすることです。

筋肉に加わる重さは姿勢に影響されるので、楽をしたければ、筋肉に加わる重さが軽くなる姿勢をとればよいのです。

たとえば、立ったままの姿勢では体重と同じ重さが足の筋肉にかかり、この姿勢を長く続けていると、足の筋肉に痛みや疲れを感じるようになります。こうした足の痛みや疲れを防ぎたければ、立つことを止めて座ればよいのです。そうすれば、足が受け止める重さはうんと軽くなります。立ち姿勢から座り姿勢になることで足の受ける重さが軽くなり、足の筋肉は楽になるのです。

さらに、足に加わる重さをより軽くしたいときには、床などでごろりと横になるのがよいでしょう。横たわる姿勢は、足で体重を受ける必要がないので、足に加わる重さはゼロになるからです。

このように、私たちが「楽な姿勢」と呼んでいるのは、筋肉に加わる重さが軽い姿勢のことなのです。

ところが、楽をするために筋肉に加わる負担を小さくした姿勢を続けると、筋肉はしだいに衰えていきます。

「自立できる体」を生涯にわたって維持するためには、筋肉を衰えさせてはいけません。そのために、重さの影響が小さい「楽な姿勢」をとり続けることは避けないといけないのです。座る、あるいは床に横になる姿勢を長く続ければ、筋肉が衰え、いつしか「自立できる体」は失われていくのです。

何度も述べますが、私たちが自立した生活を送るためには、自分の体の重さを自分の体で受け止めなければなりません。その重さから逃れるために楽な姿勢をとり続けていると、運動不足になり、いつか「自立できる体」は奪われてしまうのです。

「自立できる体」を生涯にわたって維持するためには、長い時間、体の重さを軽くする姿勢を続けないで、その重さをしっかりと受け止める時間を過ごすことも怠ってはいけないのです。

「重さ」の恩恵にあずかれば健康は維持できる

年をとるにつれて筋肉が衰えると、当然、体の重さに耐える筋力は低下していきます。

体の重さに耐えることがつらくなると、体は自然と楽をするようになります。立つよりも座る、座るよりも横になる、というように、できるだけ体重を受けない楽な姿勢をとる時間が必然的に長くなってしまうのです。

楽な姿勢を続ければ、筋肉への刺激は少なくなり、筋肉はさらに衰えていきます。筋肉が衰えると、楽な姿勢をとる時間はますます長くなります。つまり「楽な姿勢をとる→筋肉が衰える→楽な姿勢をとる」という悪循環に陥るのです。

高齢になっても「自立できる体」を維持するためには、「重さ」から逃れてばかりではなく、逆説のようですが、積極的に自分の体重を受け止めるようにするのがよいのです。体重を利用して筋力の衰えを防ぐ運動を「自体重トレーニング」といいます。このトレーニングは、健康づくりを目指す人だけではなく、スポーツ選手たちにも普及しています。

たとえば、座ったり立ったりするとき、ほとんどの人はサッと動作を行っていま す。これでは、足の筋肉に十分な負荷強度をかけることはできません。体重を利用して足の筋肉の衰えを防ぐには、ゆっくりと座ったり立ったりすればよいのです。

なぜなら、筋肉にかかる負荷強度は「重さと、重さを受け止める時間の積」で決まるからです。動作をゆっくりと行えば、足の筋肉で重さを受け止める時間が長くなり、大きな負荷強度を足の筋肉にかけることができるのです。しかも、体をゆっくりと動かすのでケガの心配はほとんどありません。

さらに階段を上ったり下りたりすれば、体重の数倍の重さが足の筋肉にかかり、脚力は強化されます。スーパーなどで買い物をするときは、食材などを入れた袋を持って歩けば、足だけではなく、肩や腕の筋肉の衰えを防ぐ効果が同時に得られるのです。

重さから逃れるだけではなく、積極的に重さを利用することを心がけてみましょう。

体の痛みを防ぐために「重さ」と上手に付き合おう

体にほどよい重さをかければ、体力の維持・増進につながりますが、重さのかけ方を誤ると、痛みやケガを起こすことがあります。姿勢によっては、体を痛めるほどの重さが筋肉や骨にかかることがあるので要注意です。

重い荷物を持ち上げるときには、姿勢によって腰に大きな負荷がかかることがあり、腰痛を起こしやすいのでとくに注意が必要です。腰痛を防ぐには、ひざを曲げて腰を下ろした姿勢で荷物を持ち、背をやや反らせて、ひざを伸ばしながら荷物を持ち上げます。こうすれば、腰にかかる負荷は小さくなり、腰痛は防げます。

しかし、体にかかる重さは姿勢だけの影響を受けているわけではありません。体の動かし方によって、体にかかる重さは違ってくることがあるのです。

静止している体を急に動かしたり、動いている体を急に止めたりするときには、体に体重の数倍の負荷がかかってくることがあります。

たとえば、前に倒していた頭を素早く起こすと、首にかかる重さはより重くなり、首を痛めることがあります。また、くしゃみをしたとき、上半身の動きを急に止めると、腰にかかる重さが増大して腰痛を引き起こすこともあるのです。

体を痛めないためには、姿勢に加えて、体を急速に動かさないようにすることも忘れないようにしましょう。

第四章

「日常生活動作」の自立を目指す

「体が動く」ことよりも「体を動かす」ことを大事にする

「日常生活動作」を一人で行うための体づくりでは、「体が動く」ことと「体を動かす」ことをしっかりと区別しておくことが大切です。

「体が動く」とは、文字通り意識がなくても体が勝手に動くことです。ぐっすりと寝込んでいる人の腕を持ち上げて離すと、その腕は床に向かって落ちます。熟睡している人に、腕を動かすという意識は働いていません。それでも、持ち上げられた腕は落下するように動きます。

このように「体が動く」ことだけでは、「日常生活動作」を意志通りに行うことはできないのです。

「日常生活動作」には、服の袖に腕を通すとか、手で荷物を持つとか、踏み台に足をのせるといった目的があります。その目的を達成するためには、勝手に「体が動く」のではだめなのです。行いたい動作を確実にやり遂げるためには、意志通りに「体を動かす」ことができなければいけません。

服の袖に腕を通すのであれば、袖に腕がちゃんと入るように、「腕を動かす」のです。勝手に「腕が動く」のではありません。

室伏広治から学ぶ「体力に見合った体の動かし方」

二〇〇四年、アテネ五輪の男子ハンマー投げで金メダリストになった室伏広治（当時二九歳）は、三五歳ころから、これまでと同じ体の動かし方でハンマーを投げられるのに、腰、ひざ、肩などにかかる負担が以前より大きくなったことに気づいたそうです。

そのまま放置すれば体を痛めることになる、と考えた彼は、「体力に見合った体の動かし方」を身につける練習に取り組んだのでした。

室伏は、長年にわたってハンマー投げの動作を繰り返し練習してきました。何度も繰り返された体の動かし方は、小脳に記憶されます。これが、いわば「体で覚えた」状態のことで、同じ動作を安定して繰り返せるようになります。

スポーツ選手が練習に励むのは、「体で覚えた」状態をつくり出すためであり、この状態に達したとき「上手になった」と感じるのです。

体力が充実している間は、記憶された体の動かし方を楽に行えるので、安定した成績を出し続けることができます。ところが、体力が低下したときに同じ動作をすると、体を痛める原因になってしまうことがあるのです。

つまり、スポーツ選手が体を動かすとき、記憶されている体の動かし方が最優先され、記憶されているように筋肉を活動させて、関節を動かそうとするのです。しかし、体力が低下していると、記憶どおりに体を動かそうとして、筋肉や関節を過度に動かすことになり、体は痛みやすくなるのです。

三五歳を過ぎると体力はしだいに低下しますが、体の動かし方を改善することはできます。室伏はこのことに注目し、「体力に見合った体の動かし方」を習得する練習に取り組んだのでした。

二〇一一年に韓国で開催された世界陸上競技選手権大会で、世界選手権における男子最年長優勝者（三六歳三二五日）になったのは、こういった取り組みのおかげなのでしょう。

高齢を迎えた人たちは、室伏のように体の動かし方を見直すのがよいと思います。たとえば、脚力の低下に合わせて、歩くときの歩幅を短くします。そうすると、楽に、バランスよく歩くことができるようになります。椅子から立ち上がるときには、両手をひざに当て、両腕で上半身の重さを受け止めながら、上体を前に倒し、「よっこらしょ」のリズムで、両ひざをゆっくりと伸ばしながら立ち上がるのです。こうすると、ひざにかかる負担が小さくなります。

階段を上り下りするときには、手すりに手を当て、足が段にちゃんとのっていることを確かめながら、ゆっくりと足を動かします。これで、足を踏み外すことが防げます。

老後になっても「日常生活動作」を思い通りに行うためには、体力の衰えに合わせて体の動かし方を変えるようにしなければなりません。

この、ちょっとした意識の違いが、「自立できる体」を生涯にわたって維持させてくれるのだと思います。

万が一に備える練習も必要

また、ときには利き手と反対の手も使えるように練習しておくことも大切です。

私の知人で、脳梗塞が原因で利き手が不自由になってしまった人がいます。お昼の時間に見舞いに行ったとき、すごくイライラしながら食事をしていたのを思い出します。

知人は、利き手とは反対の手に持ったスプーンや箸で、食べ物を口に運ばなければなりませんでした。ところが、これまで使ってこなかった手は当然、上手に操作できません。スープをスプーンからこぼしたり、ごはんを箸から落としたりと、食べ物を思い通りに口に運べないのです。これが、イライラの原因でした。

同じことは誰にでも起こる可能性があるので、ときには利き手と反対の手を使って食事をしたり、歯を磨いたりするのもいいでしょう。

こうした練習を繰り返せば、脳・神経・筋肉の連携がよくなり、利き手と反対の手も思い通りに動かすことができるようになります。

利き手と反対の手も使えるようになると、利き手が不自由になったとしても、ボタンの留め外し、メモ取り、爪切り、ファスナーの開閉、排便後の後始末、化粧、お金の支払いといった暮らしに必要な動作の助けとなるでしょう。

ADLをチェックする

老後の日常生活の自立度は、ADLで調べることができます。

ADLとは、「日常生活動作」（Activities of Daily Living）の頭文字をとった略語です。日常生活を送るために必要な「日常動作」の自立度を評価します。ここでは、世界的に、そして日本でも普及している「バーセルインデックス」という評価法を紹介します（**表4－1**）。

是非、読者の皆さんも当てはまる項目に○をして、ご自身のADLの自立度をチェックしてみてください。評価基準の目安（合計得点）は**表4－2**を見てください。

生涯、「自立できる体」を維持するためには、ADLチェックをときどき行って、

表4-1　バーセルインデックス

項目		点数	質問内容	得点
1	食事	10	自立、自助具などの装着可、標準時間内に食べ終える	
		5	部分介助（たとえば、おかずを切って細かくしてもらう）	
		0	全介助	
2	車椅子からベッドへの移乗	15	自立、ブレーキ、フットレストの操作も含む	
		10	軽度の部分介助または監視を要する	
		5	座ることは可能であるがほぼ全介助	
		0	全介助または不可能	
3	整容	5	自立（洗面、整髪、歯磨き、ひげ剃り）	
		0	部分介助または不可能	
4	トイレ動作	10	自立（衣服の操作、後始末を含む。ポータブル便器などを使用している場合はその洗浄も含む）	
		5	部分介助、体を支える、衣服、後始末に介助を要する	
		0	全介助または不可能	
5	入浴	5	自立	
		0	部分介助または不可能	
6	歩行	15	45m 以上の歩行、補装具（車椅子、歩行器は除く）の使用の有無は問わず	
		10	45m 以上の介助歩行、歩行器の使用を含む	
		5	歩行不能の場合、車椅子にて45m以上の操作可能	
		0	上記以外	
7	階段昇降	10	自立、手すりなどの使用の有無は問わない	
		5	介助または監視を要する	
		0	不能	
8	着替え	10	自立、靴、ファスナー、装具の着脱を含む	
		5	部分介助、標準的な時間内、半分以上を自分で行える	
		0	上記以外	
9	排便コントロール	10	失禁なし、浣腸、坐薬の取り扱いも可能	
		5	ときに失禁あり、浣腸、坐薬の取り扱いに介助を要する者も含む	
		0	上記以外	
10	排尿コントロール	10	失禁なし、収尿器の取り扱いも可能	
		5	ときに失禁あり、収尿器の取り扱いに介助を要する者も含む	
		0	上記以外	
合計得点				＿＿/100 点

＊公益財団法人長寿科学振興財団　「健康長寿ネット」より抜粋

自分の体の状態を知っておくことです。もし、自立度が低下したら、運動するように心がけましょう。運動不足は体力を衰えさせて、ＡＤＬの低下を引き起こすからです。

運動は功罪二つの面を持っています。

適切な運動は体力を維持・増進させます。ところが、誤った運動はケガや病気を引き起こすことがあります。ＡＤＬの低下を防ぐための運動も同じで、安全かつ効果的に行うためには、適切な運動を行わなければなりません。

ＡＤＬの低下を防ぎ、生涯にわたって「自立できる体」を維持するための適切な運動を次の章から紹介していきましょう。

表4-2　ADL評価基準の目安

合計得点	評価基準の目安
100点	自立して生活を送ることができる
85点以下	必要な介助量は少ない
60点以下	おもに起居活動動作などへの介助が必要
40点以下	ほとんどの項目への介助が必要でその量も多い
20点以下	すべてに介助が必要なレベル

＊「介護マスト」より抜粋

トピックス①：スポーツ選手に学ぶ睡眠

「寝る子は育つ」といわれているように、良質な睡眠には成長を促す効果があります。

しかし、その効果はこれだけではありません。疲労を回復する、精神的ストレスを軽減する、記憶を整理し定着する、脂肪の分解やタンパク質の合成や新陳代謝を促進する、といった効果もあります。こういった良質な睡眠は、トレーニングの効果を向上させることにも役立っているのです。

トレーニングだけを重視しても、スポーツ選手の体力を十分に向上させることはできません。トレーニングの効果を十分に引き出すためには、良質な睡眠、つまり熟睡することが必要です。

運動の効果が生まれるのは眠っているときです。どんなにトレーニングをしても、熟睡ができないとトレーニング効果は低下します。スポーツ選手たちに「よく眠る」ことを徹底指導するのはこのためです。

スポーツ選手に限らず、一般の人たちが体力や健康を維持・増進するためには、運動以外に熟睡することも必要であることを忘れてはいけません。
熟睡するためには、次のことを心がけましょう。

〈熟睡するために守ること〉

・目覚めたらカーテンや雨戸を開けて日光を浴びる。
・カフェインの摂取は就寝の五時間前までとする。
・アルコールの摂取は適量を就寝の三時間前までとする。
・夕食は就寝の二時間前までに終える。
・就寝前に、ぬるま湯に二〇分ほどつかって体を温める。
・週に三～五日、一五分ほどの早歩きを継続する。
・寝室は消灯する。ただし、安全のために足元灯をつけておく。

第五章

「自立できる体」を維持するための運動法

運動を継続することが肝心

運動が不足すると筋力、持久力、柔軟性といったすべての体力が衰えていきます。筋肉、骨、心臓、血管、肺などの器官に、運動による刺激を繰り返し与えていかないと、こういった器官の働きが低下して体力を衰えさせるのです。

その一つの原因は老化です。老いるにつれて必然的に体の働きは低下して体力は衰えていきます。

病院で診察を受けると、医師から「もう年だからね」といわれることがあるでしょう。この言葉を投げかけられるのを嫌がる高齢者もいますが、老化は、体の衰えや病気を引き起こしやすくする原因の一つだということを忘れてはいけません。

とくに高齢者が運動不足に陥ると、運動不足による体力の衰えに加えて、加齢による衰えが足し算のように加算していきます。そのために、高齢者の運動不足の悪影響は、若いころよりもっと深刻なものとなるのです。高齢になっても「自立できる体」を維持するためには、運動不足にならないように注意が必要です。

運動不足とは、運動量が体力増進のために必要とする量を満たしていない状態のことです。毎日運動を続けたとしても、必要な運動量を満たさなければ運動不足となります。では、高齢者にとって、運動不足にならないための運動量はどの程度なのでしょうか。世界保健機関（WHO）などは、運動不足を防ぐために次のような運動量を推奨しています。

・有酸素運動
一回三〇分のウォーキングを週五回行う。
・筋肉運動と柔軟性運動
週に二〜三回、筋力トレーニングとストレッチングを行う。

運動不足を防ぐには、右にあげた運動のすべてを行うことが必要と説いているのです。適切な量の運動を継続すれば、体力を増進させることができます。しかし、ここで注意が必要なのは、運動で得られた効果は運動を中断すれば失われていくということです。

一般に、運動を継続したのと同じ期間にわたって運動を中断すると、運動で増進した体力は、運動を始める前とほぼ同じレベルに戻ってしまいます。しかも高齢者の場合は、老化による体力の低下が加わるので、運動を中断したあとの効果の消失は急速に進みます。高齢者ほど、運動を継続することが大切だということです。

ところで、高齢になるほど疲れが増し、関節の痛みや持病の悪化などで運動のチャンスは減少し、場合によっては長期間、運動不足になることが予測されます。そのための準備として、老年期を迎える早い時期に運動を継続しておけば、貯金のように体力を蓄えておくことができるので、運動を中断したことによる体力の低下を遅らせることができるでしょう。さらに、運動を中断したあとであっても、なるべく早く運動を再開すれば、体力の回復も早まることが明らかになっています。運動を中断しているのであれば、さっそく再開してみましょう。

運動の選び方は「特異性の原理」に従う

「毎日、ウォーキングを続けているので足は丈夫だ」という高齢者は数多くいると思います。この言葉は正しくもあり、間違いでもあります。なぜなら、運動によってもたらされる効果は運動の種類で異なるからです。これを「特異性の原理」といいます。

ウォーキングには、心臓や血管の循環機能、肺や気管の呼吸機能、筋肉の持久機能を高める効果があり、疲れにくい足をつくることができます。しかし、足の筋肉を力強くする効果は期待できません。

「ウォーキングを続けているので足は丈夫だ」という言葉が、長い時間歩き続けても足が疲れないという意味であれば、間違ってはいません。ところが、脚力が強化されたという意味だとすると、この言葉は誤っています。

私たちが運動を続けるのは、体力を増進させる、病気を防ぐといった効果を期待しているからです。期待する効果を確実に得るためには、運動の選択を誤らないことが大切です。選んだ運動から期待する効果を得られなければ、せっかく運動を続けても無意味になってしまいます。

単に、健康づくりのために運動する人は、「特異性の原理」を無視する傾向があります。流行を追いがちなフィットネス教室などで与えられた運動だけを行う、という人は多くいます。そうした運動が、求める効果と合致していればよいのですが、運悪く運動の種類が誤っていると、期待する効果を得ることはできません。

「特異性の原理」に基づいて、「自立できる体」を維持するための基本の運動を選ぶと、ウォーキング、筋力トレーニング、ストレッチングの三つとなるでしょう。

運動が偏らないように、この三つの運動を組み合わせて行うことが大切です。それぞれの運動の具体的な方法について次から紹介していきましょう。

ウォーキング

ウォーキングの運動特性とは

　ウォーキングは、全身の筋肉をリズミカルに活動させ、酸素をたっぷりと利用し、体脂肪を燃料にして、数分以上、歩き続ける運動です。健康や体力の維持・増進のために意識して歩くことをウォーキングと呼び、ただ単に歩くことと区別しています。

　ウォーキングは、体力のなかでもとくに持久力を向上させます。持久力が向上すると疲れにくくなり、長時間にわたって体を動かし続けることができるようになります。疲れにくい体ができれば、積極的に買い物で歩き回る、旅行で名所を散策することなどが楽にでき、一人で行動する範囲が広がっていくことでしょう。

　さらにウォーキングは病気の予防にも役立ちます。とくに動脈硬化を防ぎ、命にかかわる重大な健康障害の原因となる心筋梗塞、狭心症、脳梗塞、脳出血などの病気を予防する効果があります。こういった病気を防いで、与えられた寿命を全うするためにも、ウォーキングを行うことが必要なのです。

ウォーキングの機会を増やす

ウォーキングの大切さはわかっていても、継続できない人が多いのが現状ではないでしょうか。またウォーキングを行っているけれども、体力の維持・増進に必要な歩数を満たせない人もいるでしょう。

こういった人たちのために、生活のなかでウォーキングのチャンスを増やす方法を紹介したいと思います。

ア、回り道ウォーキング

目的地へ向かうとき、わざわざ遠回りする人は滅多にいないでしょう。でも、回り道はウォーキングのチャンスをもたらしてもくれるのです。

目的地に向かう途中、適当に角を曲がって脇道を歩きます。新たな角に出会ったらまた曲がり、別の脇道を通ります。こうすれば、ウォーキングのチャンスを増やすことができます。

回り道ウォーキングは、すてきな出会いというおまけがつくこともあります。移動する車の窓から見える風景はサッと流れてしまい、細かいところまで印象には残りません。でもウォーキングでしたら、周囲の景色をはっきりとらえることができます。車で移動していたときには見過ごしていたお店、建造物、銅像、公園、花、鳥などに出会うことができるのです。

イ、鑑賞ウォーキング

美術館や博物館の館内は、心身にやさしい気温、湿度、照明に満たされ、しかも風雨に影響されない最適なウォーキング空間だと思います。

展示された作品を鑑賞しながら意識的に館内を歩き回るようにしましょう。鑑賞を終えて館内から出たときにでも、携帯している歩数計を見てください。館内の広さにもよりますが、数百歩から数千歩も歩いたことがわかります。

作品を鑑賞しながら館内を歩くとき、歩行速度はたいてい散歩以下です。いわゆるスローウォーキングを行っているのです。スローウォーキングは通常のウォーキングよりも筋肉をじっくりと動かすので、運動強度はやや大きくなります。心臓や筋肉などに与える負荷もエネルギー消費量も高まり、通常のウォーキングより高い運動効果を得ることが期待できるのです。

ウ、駐車ウォーキング

ショッピングセンターなどの駐車場では、店の出入り口に近いスペースから車で埋まっていきます。

楽をしたい気持ちは理解できますが、「自立できる体」を維持したいのであれば、店の出入り口からできるだけ離れた場所に駐車するようにしましょう。そうすれば、駐車場所から店までの往復でウォーキングをする距離を長くできるからです。

さらに、帰りは買い物をした品を収めたバッグを持って車まで歩けば、筋肉や骨への負荷が大きくなり、脚力の低下や骨粗しょう症を防ぐ運動にもなります。

エ、待ち時間ウォーキング

私たちは「待ち時間」を過ごさなければならないときがあります。旅行などで列車やバスを利用するとき、早めに駅に着いて、待合室の椅子に座って発車時刻まで待つことがあります。このとき、椅子に座る代わりに、駅の構内や周辺でウォーキングをすることだってできるはずです。重い荷物があればロッカーに預け、身軽になって歩き回るのです。

誰かと待ち合わせをしたときは、約束の時刻より早く待ち合わせ場所に行き、そのあたりを散策しながらウォーキングをするのもいいでしょう。

生活のなかで「待ち時間」はけっこう多いものです。この時間を、ただ待つだけに使うのはもったいない気がします。待ち時間をウォーキングタイムにすれば、健康のためにも有益だし、退屈しないで時間を過ごせるのです。

オ、散歩ウォーキング

散歩ウォーキングは、戸外に出てのんびりと歩く運動です。この「のんびり」が大事で、散歩ウォーキング中は心配事を忘れ、穏やかな気持ちになり、まわりの風景などを楽しみながら、ゆっくりと歩きましょう。気分転換に役立つ運動にもなります。

散歩ウォーキングをするときは、できるだけ静かで、自然に恵まれた場所を選ぶのがよいでしょう。公園、広場、植物園、ウォーキング専用コースなどが散歩ウォーキングに適した場所です。

私の知人は、市営バスで三〇分ほどのところにお気に入りの散歩場所を見つけ、バスの定期券を購入して、週に数回、散歩のためにその場所を訪れているそうです。

カ、トレッドミルウォーキング

トレッドミルとは、モーターで回転するベルトの上でウォーキングやランニングを行う運動器具のことです。ウォーキングマシンとかランニングマシンと呼ぶこともあります。

この運動器具はベルトの回転速度を変えられるので、その日の体調に合わせてウォーキングのスピードを調整できます。テレビやDVDプレーヤーで映画などを観ながらウォーキングをすることもできます。フィットネスセンターなどでも利用できますが、自宅にあれば好きなときにウォーキングをすることができます。

光線過敏症や花粉症でアレルギー反応を起こしやすく、屋外での運動を制限したい人は、トレッドミルを利用して屋内でウォーキングを行うとよいでしょう。

ウォーキングの強度を計測する

運動強度が強すぎると、心臓、血管、筋肉、関節への負担が大きくなり、血圧や心拍数の急上昇、筋肉や関節の痛みなどを起こしやすくなります。逆に運動強度が軽すぎると、運動の効果を引き出すことができません。「自立できる体」を維持するためのウォーキングの強度の目安は、「呼吸は苦しくないが、元気よく」です。

ウォーキング中は呼吸の状態を感じ取るようにして、呼吸が苦しいと感じたらウォーキング速度を遅くし、うんと楽だと感じたら速くして、適度な強度を保つようにします。

スマートウォッチなどで心拍数を強度の目安にするときは、次の式から求めた目標心拍数（最適強度）を保つように、速度を調整するようにしましょう。

目標心拍数＝運動強度×（最大心拍数－安静時心拍数）＋安静時心拍数

ここでいう運動強度とは、運動効果を得るために必要な強度のことです。高齢者の場合、呼吸循環機能の改善、持久力の向上、脂肪燃焼の促進といった効果を得るには最大の五〇～七〇パーセントの強度が適切だと考えられています。しかし、強度が高いほど疲労、けが、病気などが起きやすくなります。そこで、安全と効果の両面から運動強度は五〇パーセントにすることをお勧めします。

最大心拍数は年をとるにつれて減少することを考慮して、（二二〇－年齢）で求めます。安静時心拍数は、朝目覚めた時点で起き上がる前に、一分間計測して、記録しておきます。

仮に、年齢七〇歳、安静時心拍数六五拍／分、運動強度五〇パーセント（〇・五）だとすると、目標心拍数は次のように計算できます。

目標心拍数＝〇・五×（二二〇－七〇－六五）＋六五
つまり、一分間に一〇七・五回の心拍数になります。

筋力トレーニング（筋トレ）

筋トレの運動特性とは

高齢になると、筋力は低下し、筋肉量も減っていきます。こういった筋肉の衰えを防ぐには筋トレを行うことが必要です。

筋トレは、筋肉に刺激を与える運動です。これが、ウォーキングと異なるところです。ウォーキングは、心臓、血管、肺といった複数の臓器に刺激を与えます。

筋肉は、数多くの筋線維（筋肉をつくっている細胞）が集まっており、すべての筋線維に神経がつながっています。神経から「収縮せよ」という命令が送られた筋線維だけが力を出すので、神経から命令を受ける筋線維が多いほど筋力は大きくなります。筋トレは、力を発揮する筋線維の数を増加させる効果があるのです。

また、筋トレは筋線維を太くして筋肉量を増大させる効果もあります。

筋トレの種類

筋トレは、筋肉の収縮方法によって、短縮性筋トレ、伸張性筋トレ、等尺性筋トレの三種類に分けられます。ダンベルを利用した上腕二頭筋（「力こぶ」といわれる筋肉）の筋トレを例に、具体的に説明しましょう。

•〈短縮性筋トレ〉

ひじを曲げながらダンベルを持ち上げる筋トレです。上腕二頭筋は短くなりながら力を発揮するので、短縮性といいます。

•〈伸張性筋トレ〉

ひじを伸ばしながらダンベルを下ろす筋トレです。上腕二頭筋はダンベルの重さで強制的に伸ばされながら力を発揮するので伸張性といいます。

・〈等尺性筋トレ〉

ひじを曲げたまま関節を固定して行う筋トレです。上腕二頭筋の長さは一定のまま力を発揮するので等尺性といいます。

筋トレを選ぶとき、まずは筋力を向上させる効果を基準にします。三種類の筋トレを比較すると、筋力向上の効果が一番大きいのは伸張性筋トレです。以下、等尺性、短縮性の順になります。

ところで、筋トレは筋肉に大きな負荷をかけるので筋肉を痛める危険性がともないます。筋トレを選ぶときには、安全性を考慮することも忘れてはいけません。三種類の筋トレのなかで一番安全性が高いのは等尺性筋トレで、もっとも低いのは伸張性筋トレです。効果と安全の両面から判断して、高齢者に適した筋トレは、等尺性筋トレだということになります。この筋トレを中心に、「自立できる体」を維持するための筋トレを紹介しましょう。

ア、姿勢を維持するための筋トレ

私たちはさまざまな姿勢をとります。とくに長い時間とり続ける姿勢は、座位姿勢と立位姿勢です。

この二つの姿勢に共通することは、上半身を起こして立てることです。上半身の重さは、体重の五〇～六〇パーセントもあります。体重の半分以上ある上半身を直立させるには、直立姿勢を維持するために働く筋肉、すなわち「姿勢維持筋」を十分に活動させることが必要です。

姿勢維持筋は、おもに腹、背、太もものつけ根（股関節）に付着しています。これらの筋肉が衰えると、上半身を直立させた姿勢を保てなくなり、背の丸まった姿勢になっていきます。上半身を直立させた姿勢を保つためには、腹、背、股関節についている筋肉の筋トレを行うことが必要なのです。

●腹と背の筋トレ（図5・1）
上半身を支えて姿勢を保たせる腹と背の筋肉を強化します。

〔運動の手順〕
① ひじから先の部分と足指の裏側だけを床につけて、体を支えます。
② 頭・胴体・足が一直線になる姿勢を保ちます。このとき、お尻が落ちた姿勢、あるいはお尻が持ち上がった姿勢にならないように注意しましょう。
③ 図のような姿勢を七秒間保持します。

図5・1 腹と背の筋トレ

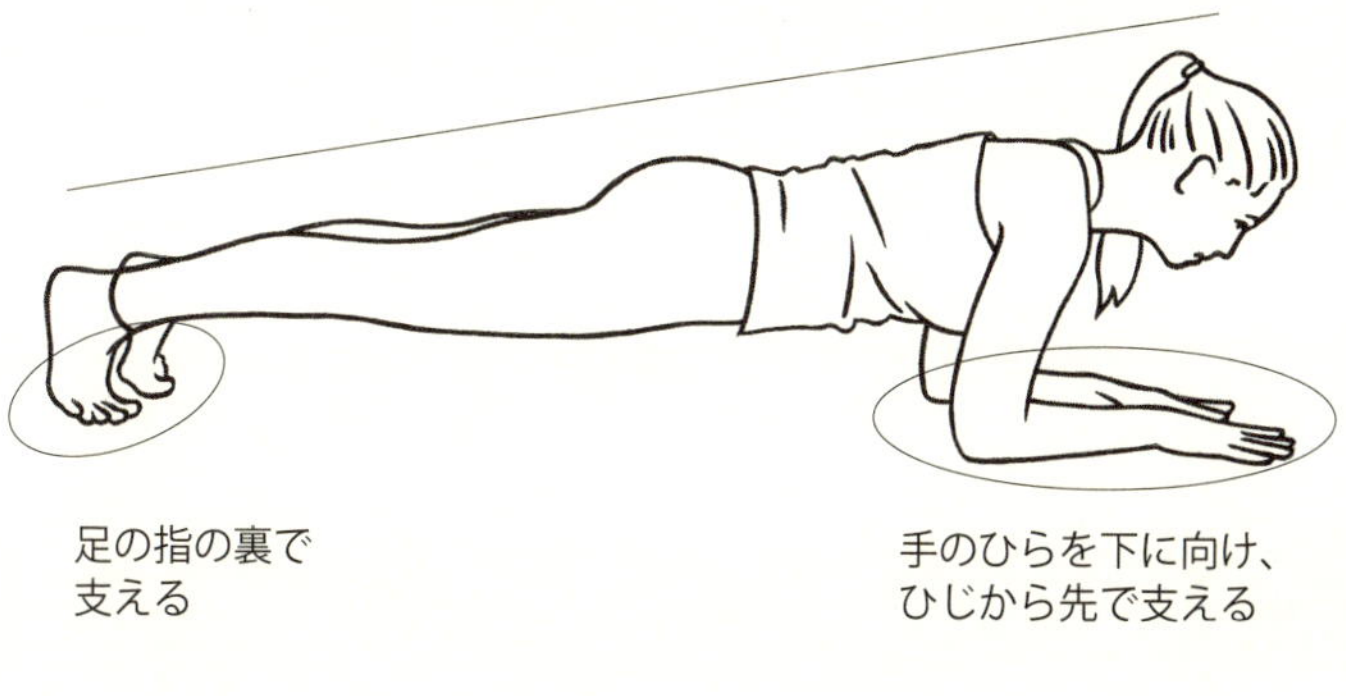
体は一直線。とくにお尻が下がったり上がったりしない
足の指の裏で支える
手のひらを下に向け、ひじから先で支える

④　この筋トレを、休みをはさみながら三回繰り返します。

イ、全身を移動させるための筋トレ

歩行などで全身を移動させるとき、おもに働く筋肉は股関節とひざ関節のまわりにあります。生涯、自分の足で歩き続けるには、この二つの筋肉の筋力低下を防がなければいけません。

多くの人は、平たんな道でウォーキングを行っていると思います。こういったウォーキングでは、股関節やひざ関節にある筋肉に十分な負荷がかからないので、筋力の低下を防ぐことができません。

筋力の低下を防ぐには、ウォーキングのほかに、次のような筋トレを行うことが必要です。

●股関節まわりの筋トレ（**図5・2**）

足を動かす股関節まわりの筋肉を強化します。

〔運動の手順〕

① 安定した椅子に少し浅めに座ります。椅子から滑り落ちないように注意しましょう。

② 両手を重ねて手のひらを太ももの上に当てます。手のひらはできるだけひざの近くに当てるようにしましょう。

③ 両手を太ももに当てたまま右足裏を床から一〇センチメートルほど離します。

④ 右足裏を浮かせたまま、両手で右足を下へ向けて押します。同時に右足は両手を押し上げます。両手と右足で全力の押し合いをします。

⑤ 全力で押し合ったまま七秒間保持しましょう。このとき、力を入れたり抜いたりしないで、七秒間、全力を出し続けます。

⑥ この筋トレを、休みをはさんで三回繰り返します。

⑦ 続いて足を入れ替えて、両手と左足での押し合いを、同じ要領で三回繰り返しましょう。

図5・2　股関節まわりの筋トレ

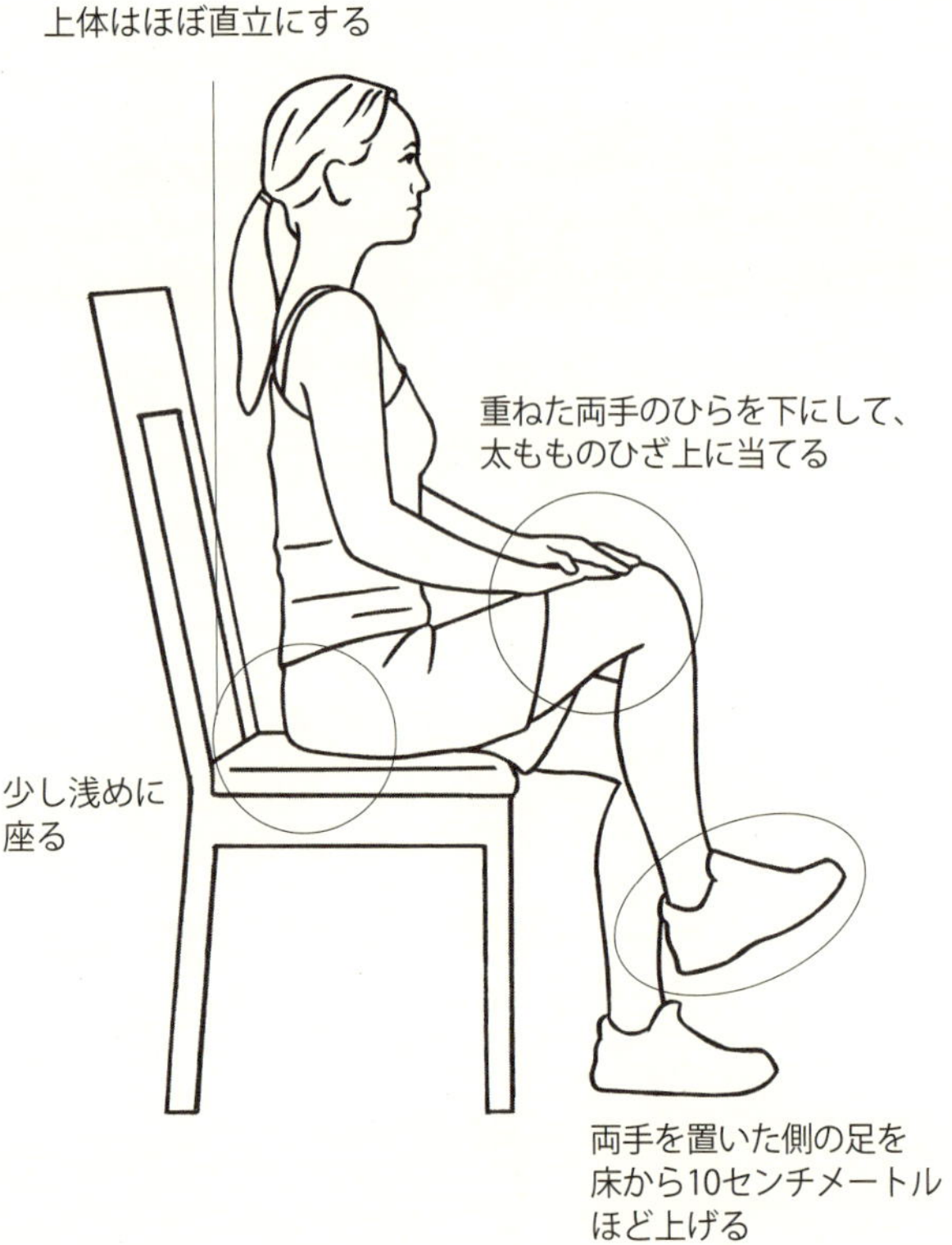
上体はほぼ直立にする
重ねた両手のひらを下にして、
太ももの ひざ上に当てる
少し浅めに
座る
両手を置いた側の足を
床から10センチメートル
ほど上げる

⑧ この筋トレは、左右どちらの足から始めてもよいし、左右交互に行ってもよい運動です。

●ひざ関節まわりの筋トレ（図5・3）

全身を移動させるために、ひざを屈伸させるひざ関節まわりの筋肉を強化します。

〔運動の手順〕

① 安定した椅子に座ります。上半身をリラックスさせます。椅子から滑り落ちないように注意しましょう。

② 足首のあたりで、左右の足を交差して組み合わせます。足裏を床につけるか、宙に浮かせます。左右どちらが前後でも構いません。

③ ひざをほぼ直角に曲げ、両ひざを横に軽く開きます。

④ 両足を重ねた部分で、両足で全力の押し合いをします。

図5・3　ひざ関節まわりの筋トレ

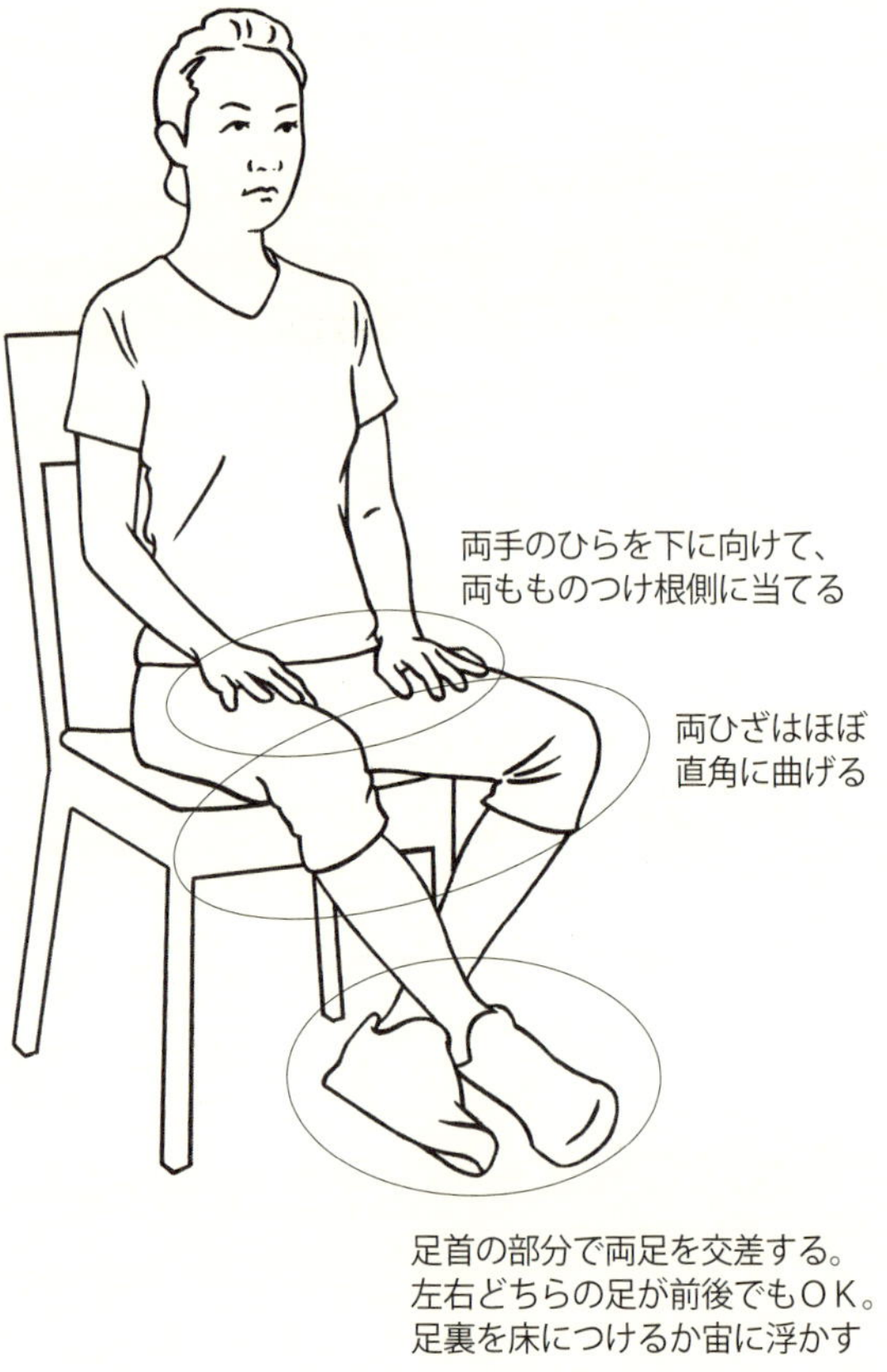
両手のひらを下に向けて、
両もものつけ根側に当てる
両ひざはほぼ
直角に曲げる
足首の部分で両足を交差する。
左右どちらの足が前後でもＯＫ。
足裏を床につけるか宙に浮かす

⑤ 全力で押し続けたまま七秒間保持します。
⑥ 休みをはさんで三回繰り返しましょう。
⑦ 前後の足を入れ替えて、同じ要領でさらに三回繰り返します。

ウ、手と腕を思い通りに動かすための筋トレ

私たちが日常生活のなかで行う動作、たとえば、食事をする、服を着脱する、歯を磨く、体を洗う、タオルを絞る、車を運転する、文字を書く、錠剤をつまむ、荷物を持ち上げるときなどでは、手や腕を使います。

生涯にわたって、手や腕を思いどおりに動かすためには、手と腕の筋トレを行うことが必要です。

手の指を動かす筋肉はひじから手首の間の前腕、前腕を動かす筋肉はひじ関節のまわり、上腕を動かす筋肉は肩関節のまわりにあります。手や腕の筋肉を衰えさせないためには、次のような筋トレを行うようにしましょう。

●手の指と肩の筋トレ（図5・4）
指を曲げたり伸ばしたりする前腕の筋肉と、腕を動かす肩関節まわりの筋肉を強化します。

〔運動の手順〕
① 両手の指を握り合うように組み合わせます。
② 組み合わせた両手は胸の前に置きます。
③ 両ひじを肩の高さまで上げます。
④ 組み合わせた指を離さないようにして、両腕で全力の引っ

図5・4　手の指と肩の筋トレ

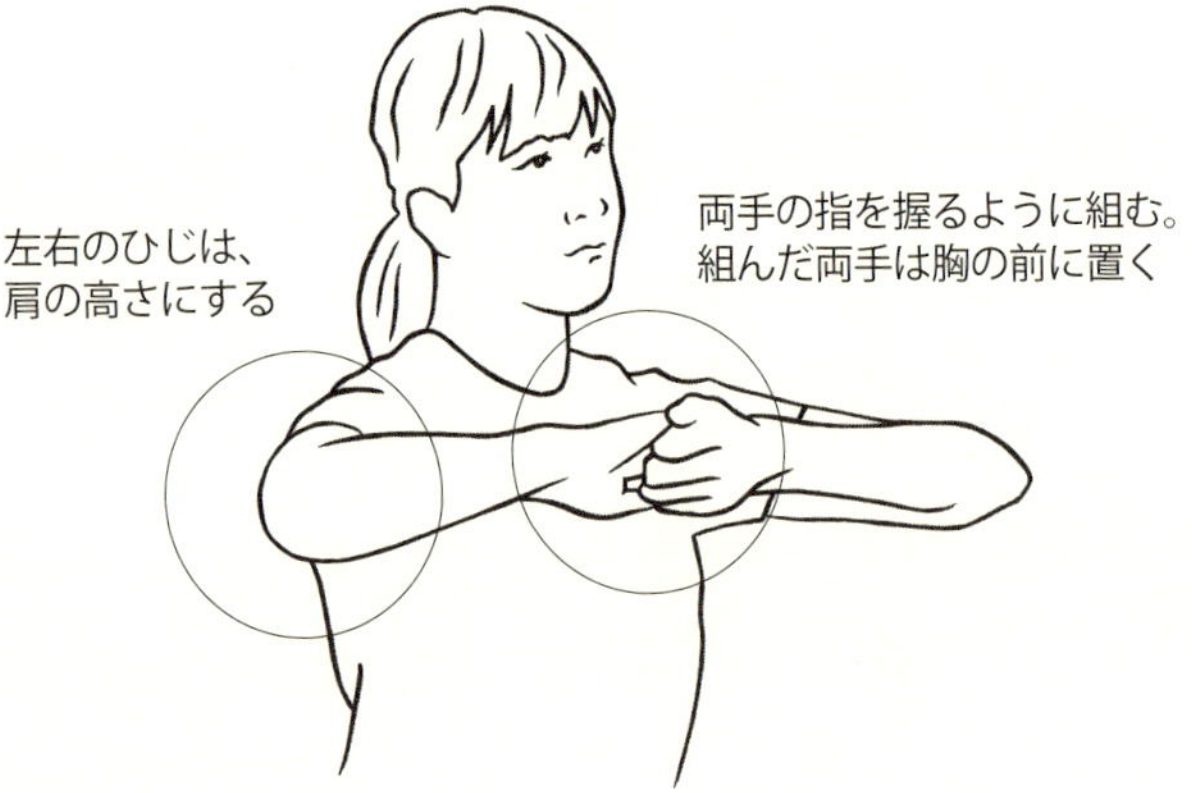
左右のひじは、
肩の高さにする
両手の指を握るように組む。
組んだ両手は胸の前に置く

張り合いをします。

⑤　全力で引っ張り続けたまま七秒間保持します。

⑥　休みをはさみながら三回繰り返しましょう。

●肩の筋トレ（図5・5）

肩と肩甲骨のまわりにある筋肉を強化します。

〔運動の手順〕

①　手のひらを下にして両腕を正面に伸ばします。このとき、腕は肩の高さまで上げ

図5・5　肩の筋トレ

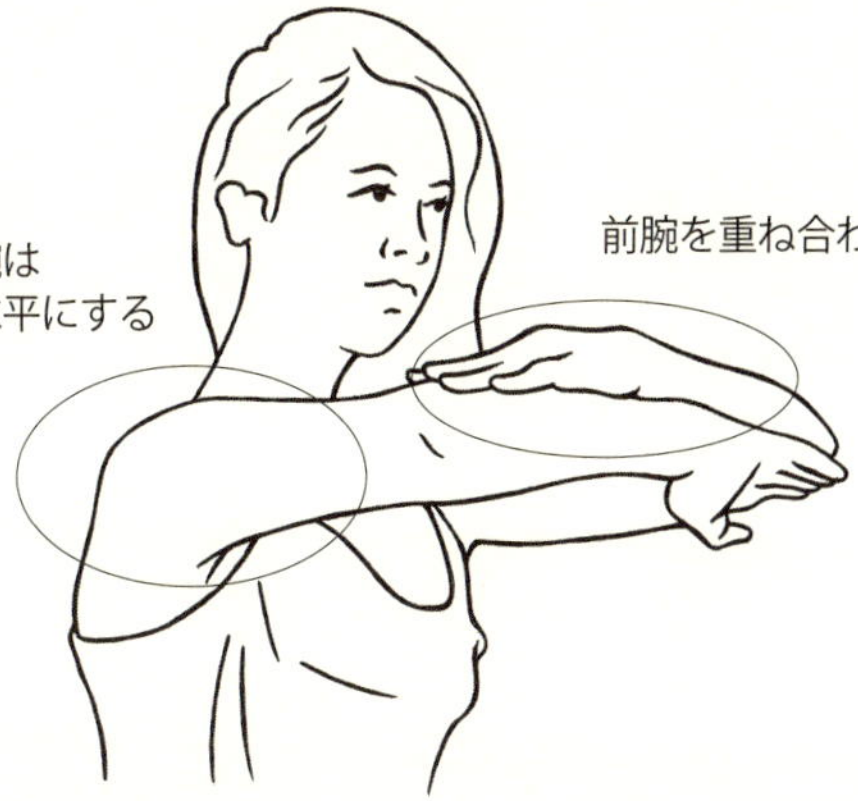
右と左の上腕は
肩の高さで水平にする
前腕を重ね合わせる

ます。

② ひじ関節がほぼ直角になるまで曲げて、両方の前腕を胸に近づけます。

③ 一方の前腕をもう一方の前腕の上に重ねます。このとき左右どちらが上下になっても構いません。

④ 両腕を肩の高さに保ったまま、重ねている部分で全力の押し合いをします。

⑤ 全力で押し続けたまま七秒間保持します。

⑥ 休みをはさみながら三回繰り返しましょう。

●ひじの筋トレ（**図5・6**）

ひじを曲げたり伸ばしたりする筋肉を強化します。

〔運動の手順〕

① 両手のひらを上にして、ひじをほぼ直角に曲げます。

② 一方の手のひらに、もう一方の手の甲を当てます。左右の手のどちらが上下

でも構いません。

③ この姿勢を維持したまま、両手で全力の押し合いをします。重ねている手が上にある側のひじを伸ばし、下にある側のひじを曲げて押し合いをします。

④ 全力で押し続けたまま七秒間保持します。

⑤ 休みをはさみながら三回繰り返しましょう。

図5・6 ひじの筋トレ

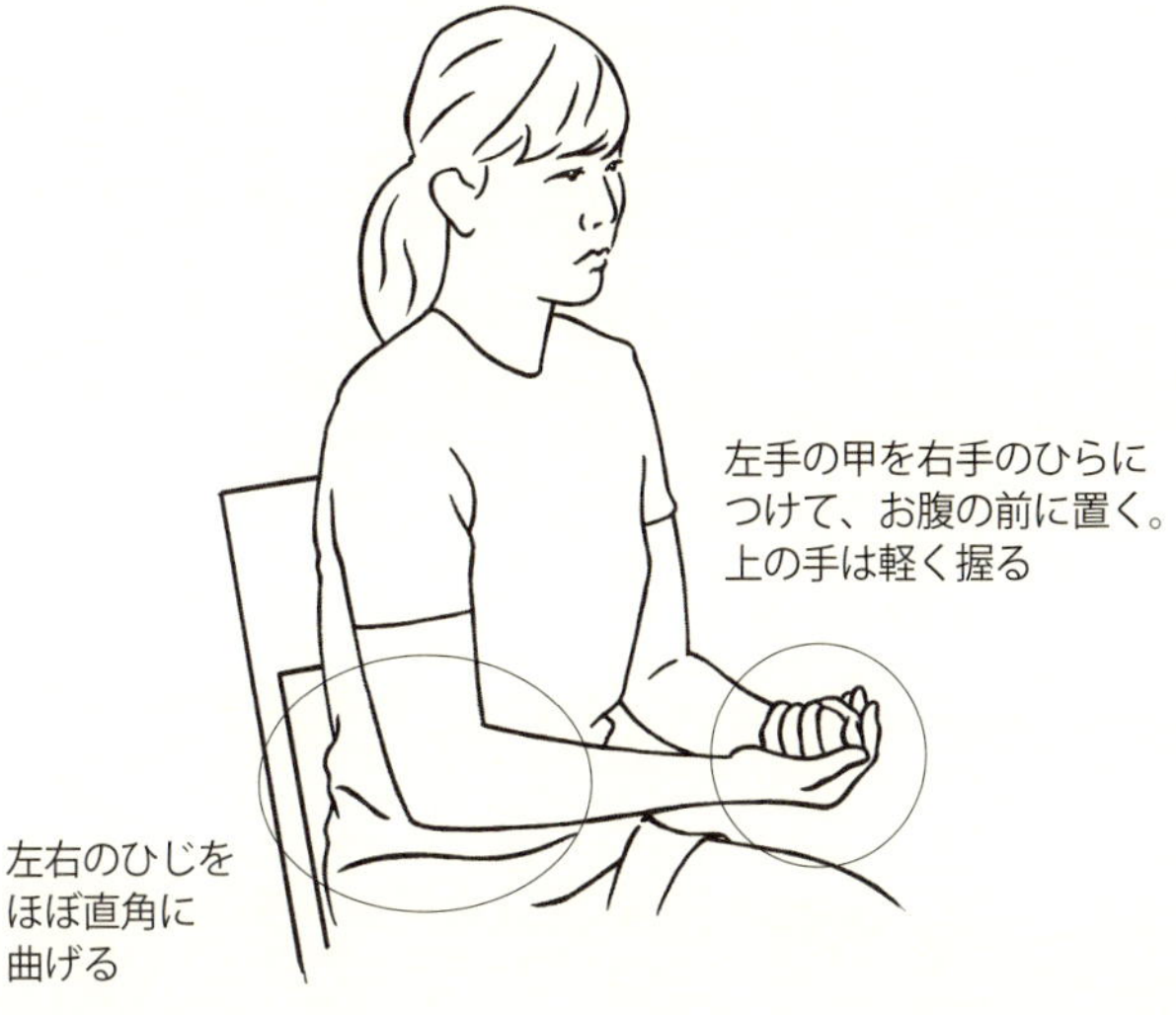
左手の甲を右手のひらに
つけて、お腹の前に置く。
上の手は軽く握る
左右のひじを
ほぼ直角に
曲げる

エ、サルコペニアを予防するための筋トレ

年をとるにつれて起こってくる体の変化のなかで、「自立できる体」を維持するためにおろそかにしていけないことは、「サルコペニア」の防止です。

サルコペニアとは、加齢につれて起きる筋肉量の減少のことです。筋肉量が減れば筋力も低下し、「自立できる体」の維持は難しくなっていくのです。

サルコペニアを防ぐには、ときどき「サルコペニア・チェック」をすることをお勧めします。もし要注意と判定されたら、早めに筋トレを行うようにしましょう。

ここでは、簡単にできる「サルコペニア・チェック」(東京医科歯科大学医学部附属病院臨床栄養部)を紹介します。

〈サルコペニア・チェック〉

次の三つの項目が当てはまるかどうかをチェックします。

① 体格指数=肥満度(BMI)が一八・五未満(低体重=やせ型)である。

BMIは、体重(kg)を身長(m)×身長(m)で割って求めます。たとえ

ば、体重が五〇キログラム、身長が一・六五メートルの人のＢＭＩは、次のように計算します。

五〇÷（一・六五×一・六五）＝一八・四

すなわち、この例の人は低体重（やせ型）となります。

② 横断歩道を青信号で渡り切れないことがある。

③ ペットボトルやビンの蓋が開けにくい。

この三つの項目をチェックした結果の判定で、①に加えて、②や③も当てはまる人はサルコペニアの可能性があり、要注意となります。

サルコペニアが起きやすいのは足の筋肉です。足の筋肉は立つ、歩くといった日常でよく行われる動作をするための主役です。サルコペニアの予防では、とくに足の筋トレを行うことが大切になります。

●足のサルコペニアを防ぐ筋トレ（図5・7）

とくに太ももの筋肉量の減少を防ぐ効果があります。

〔運動の手順〕

① 安定した椅子に座ります。体を安定させるために、両足と両ひざを肩幅に横へ開きます。

② ゆっくりと「イチ、ニ、サン、シー」と四つ数える間に立ち上がります。

③ 立ち上がったら、続いて、ゆっくりと「イチ、ニ、サン、シー」と数える間に椅子に座ります。

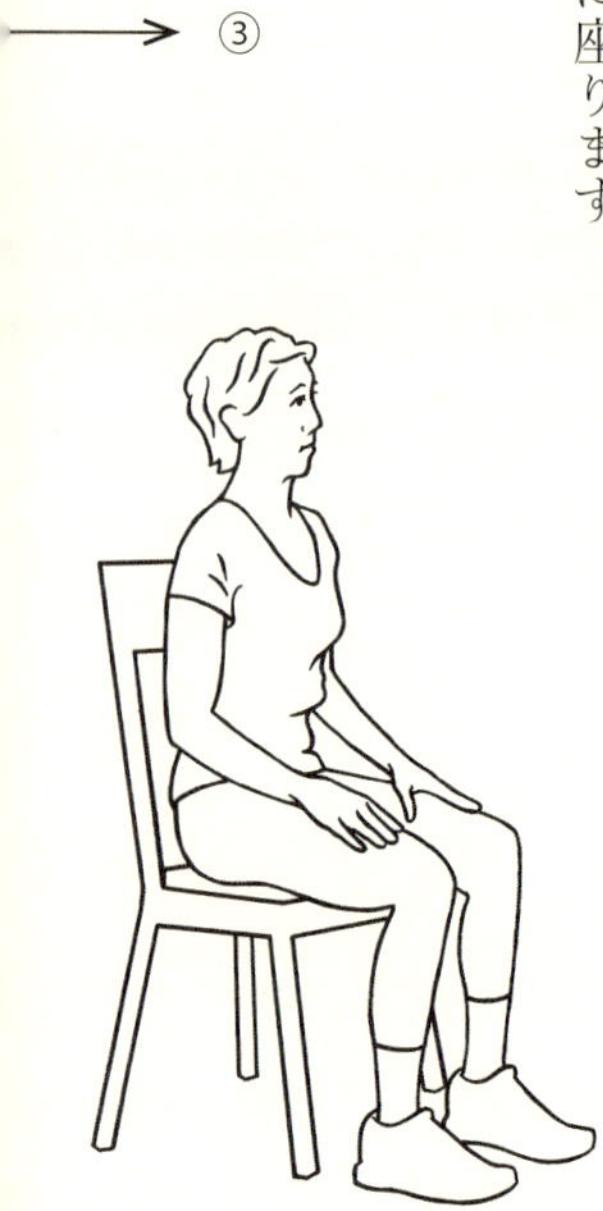

図5・7 足のサルコペニアを防ぐ筋トレ

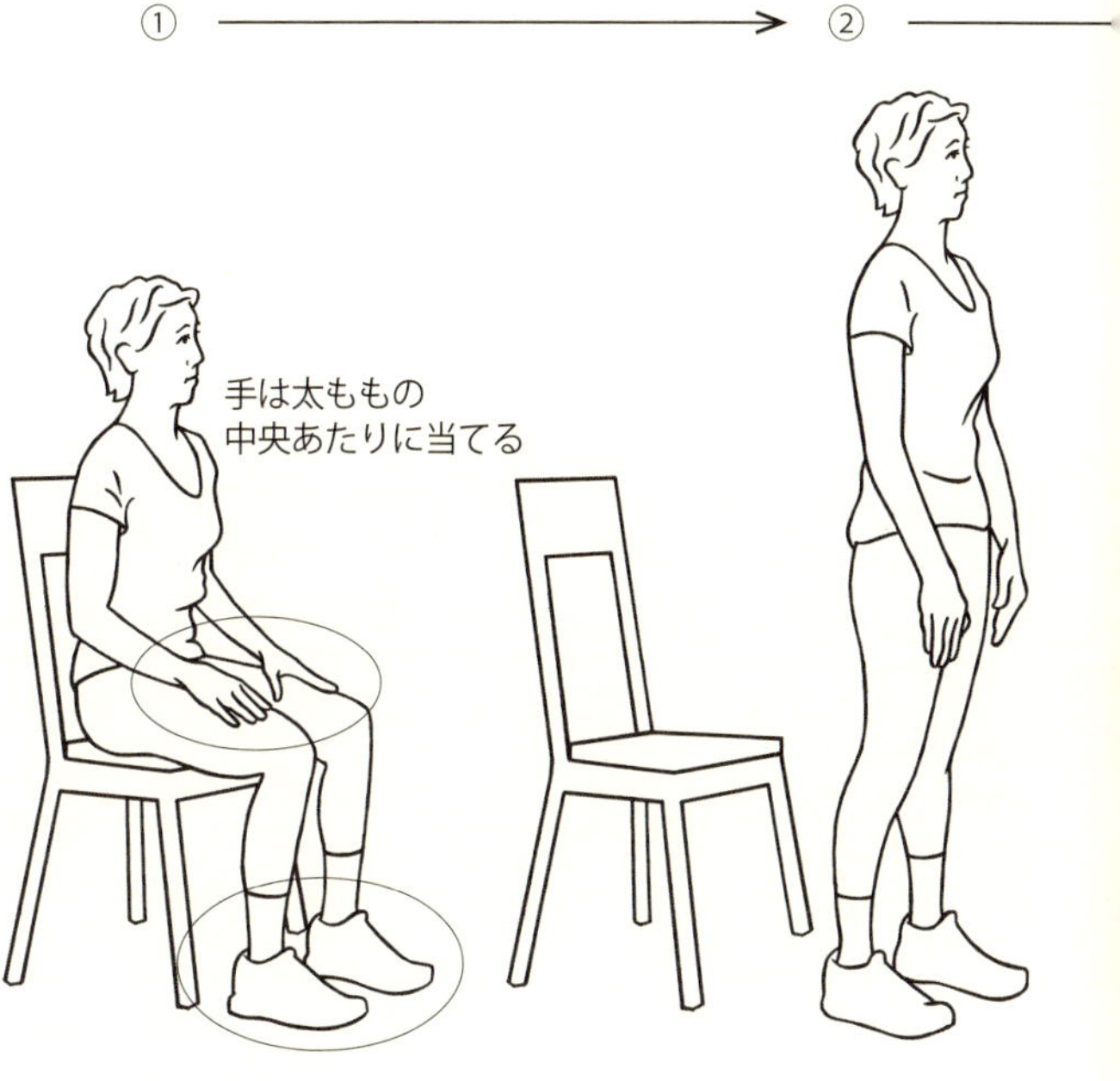

両足と両ひざを肩幅に横に開く

④　ゆっくりと椅子から立つ、ゆっくりと椅子に座ることを一〇回繰り返します。この運動を一日に三回行いましょう。一〇回の反復が楽に感じるようになったら、反復する回数を徐々に増やしていきます。目標の反復回数は、二〇〜三〇回です。

この運動は、ひざ関節や股関節に大きな負担をかけることがあります。途中で痛みを感じたら、運動を中止しましょう。ひざや股関節が痛いときは、この運動を行わないようにします。

オ、骨粗しょう症を予防するための筋トレ

高齢者のなかには、骨粗しょう症で弱くなった大腿骨が折れ、完治するまで運動を制限しているうちに、脚力が弱って寝たきりになってしまう人がいます。このような状態にならないために、骨粗しょう症を防がなければいけません。

骨は、鉄筋コンクリートに似ています。カルシウムがコンクリートでコラーゲン

が鉄筋にあたります。カルシウムとコラーゲンの両方がしっかりと働くことで、骨の強さが保たれるのです。

カルシウムが減れば、スカスカの骨になって弱くなります。コラーゲンが劣化すれば、弾力性が失われて折れやすくなってしまいます。骨粗しょう症を防ぐには、カルシウムの減少とコラーゲンの劣化を抑えなければなりません。

そのためには、骨に刺激を与える運動を行うことが必要なのです。効果的なのは荷重負荷運動です。荷重負荷運動とは、骨に重さを負荷して行う運動のことです。

ここでは、大腿骨の骨粗しょう症を予防する、簡単で効果的な三つの運動を紹介します。

●足の荷重負荷運動〈階段の上り下り〉（**図5・8**）

階段を上り下りするとき、体を支える大腿骨には体重より重い荷重が加わります。この荷重が刺激となって、大腿骨が骨粗しょう症になるのを防ぐことができるのです。

図5・8　足の荷重負荷運動〈階段の上り下り〉

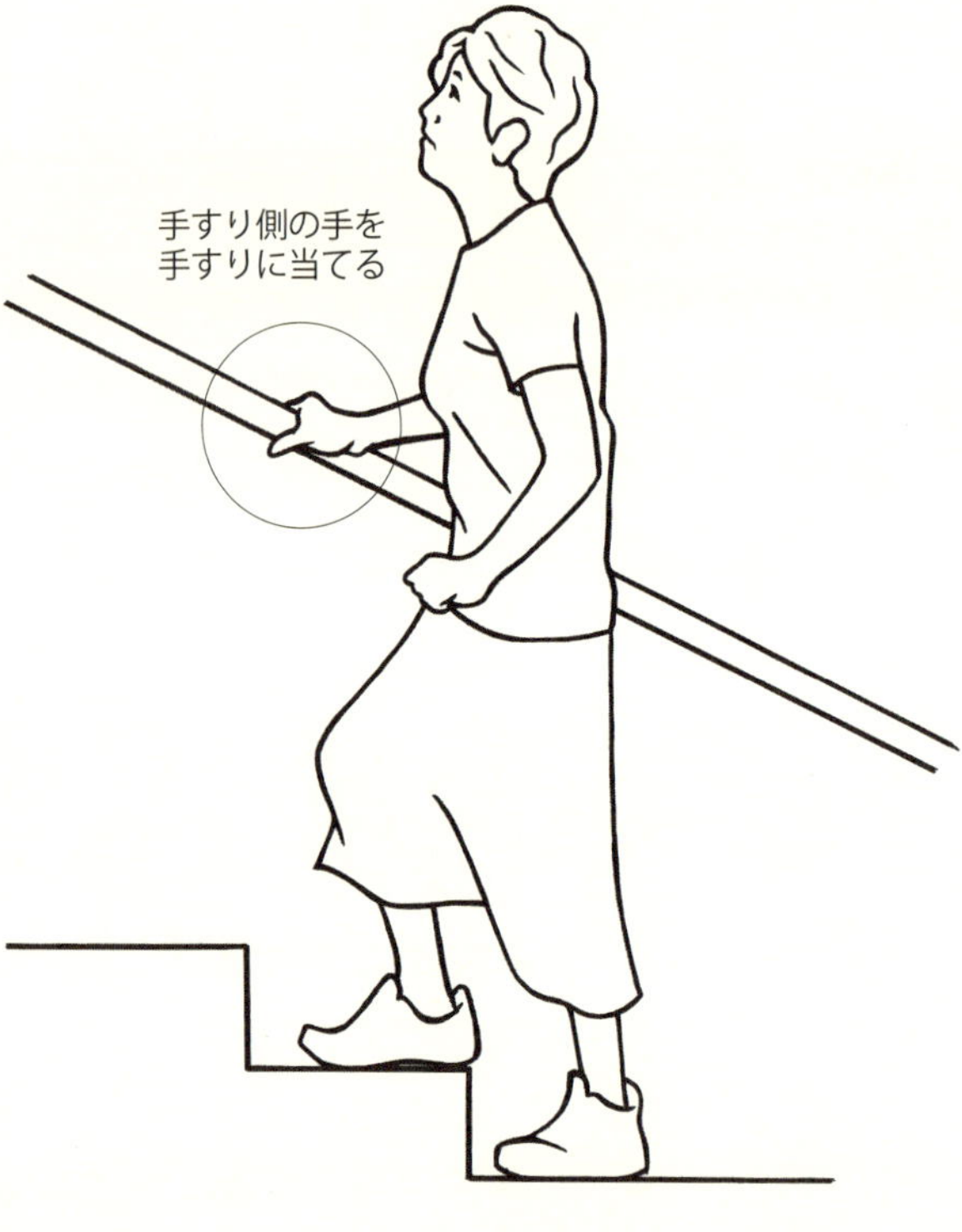

ふだんエレベーターやエスカレーターを利用している人は、たまには階段を上り下りするようにしましょう。

高齢者の場合、階段で上り下りするときに、転落事故を起こす危険性があるので、手すりなどに手を当て、上り下りをゆっくりと行いましょう。

●足の荷重負荷運動〈アンクルウェイトの装着〉

足首に巻く重りをアンクルウェイトといいます。アンクルウェイトを装着すると、その重さの分だけ大腿骨に加わる荷重を大きくすることができ、骨粗しょう症の予防になります。

アンクルウェイトは、スポーツショップなどで購入できます。重さは〇・五〜五キログラムとさまざまです。最初は〇・五キログラム程度の軽めのものを装着し、脚力の増強にあわせて重くしていくとよいでしょう。

アンクルウェイトを装着すると、素早い身のこなしができなくなります。アンクルウェイトの装着は、安全のためにも自宅内に限ることをお勧めします。自宅内で装着して移動するときには、つまずかないように注意しましょう。

●足の荷重負荷運動〈ウェイトバッグの運搬〉

大腿骨に加わる荷重を増やすには、重りを入れたウェイトバッグを携帯する方法もあります。

総重量が五～一五キログラム程度となるように、丈夫なバッグに本などを詰め込みます。そして自宅内で移動するとき、このウェイトバッグを持ち歩くようにするのです。

歯を磨くとき、お風呂に入るとき、トイレに行くとき、食事を摂るときなど、とにかく自宅内を移動するときは、ウェイトバッグを携帯することを習慣にするとよいでしょう。

ウェイトバッグを携帯する運動は、生活の一部として組み込むことができ、それ自体は小さな努力だったとしても、骨粗しょう症の予防という大きな成果へと導いてくれます。

ストレッチング

ストレッチングの運動特性とは

ストレッチングは、柔軟性を高める運動です。

柔軟性というと、筋肉だけの柔らかさを思い浮かべる人が多いようですが、厳密には、柔軟性とは「関節可動域」のことを指すのです。関節が動く範囲の広さで柔軟性は評価されます。

関節可動域の大きさは、筋肉だけではなく、腱やじん帯の柔軟性にも影響されます。したがって、ストレッチングで柔軟性を向上させるには、筋肉、腱、じん帯を柔らかくすることが必要なのです。

筋肉、腱、じん帯が硬くなる原因の一つは、神経を通して「緊張せよ」という命令が送られるからです。命令を受けると緊張し、硬くなります。ところが、伸ばした状態をしばらく続けると、神経からの命令に対して鈍感になり、緊張がほぐれて柔軟になるのです。ストレッチングは、この仕組みを応用した運動だといえます。

硬くなるもう一つの原因は温度です。温度が低いほど硬くなります。ストレッチングを行うと筋肉、腱、じん帯の温度は高まり、柔軟性が増してくるのです。

ストレッチングの強度

ストレッチングの強度は、筋肉、腱、じん帯の伸ばし具合で決まります。

筋肉は弾力性に優れているので、ストレッチングを行うとすぐに伸びます。一方、腱やじん帯は弾力性に乏しいために、すぐには伸びません。腱やじん帯が伸びるのは、筋肉が伸び切ったあとなのです。

したがって、ストレッチングで柔軟性を向上させるには、筋肉を伸ばし切り、さらに腱やじん帯を伸ばすことが必要なのです。

そのためには、筋肉に軽く緊張を感じるまでゆっくりと伸ばし、さらに痛みを感じる手前まで伸ばし続けます。十分に伸びたら、リラックスして伸展を保持します。

保持する時間は二〇秒間です。

目的別のストレッチング法

ア、痛みやケガを防ぐためのストレッチング

筋肉が硬くなると、付近の毛細血管が圧迫されて血流が悪くなり、痛みを起こす物質（発痛物質）が放出され、痛みを感じることになります。また、筋肉、腱、じん帯が硬くなると弾力性を失って切れやすくなり、痛みやケガの原因となります。

こういったことからもわかるように、痛みやケガを防ぐにはストレッチングで筋肉、腱、じん帯を柔らかくしておくことが必要なのです。

硬くなることによって、とくに痛みやケガが起きやすくなるのは、太ももの裏、ふくらはぎ、首、肩、腰です。こういった部分の痛みやケガを防ぐためのストレッチングを紹介しましょう。

●太ももの裏とふくらはぎのストレッチング（図5・9）

太ももの裏とふくらはぎの筋肉を柔軟にします。

〔運動の手順〕

① 安定した椅子に浅めに座ります。滑り落ちないように注意しましょう。

② 両手を重ねて、手のひらを左太ももの上に当てます。

③ 右足を伸ばします。

④ 右足先をすねのほうへできるだけ引き寄せます。

⑤ 上半身をゆっくりと前に倒します。このとき、右ひざを伸ばし、右足先はすねのほうに引き寄せたままです。

⑥ 右の太ももの裏とふくらはぎが十分に伸びたら、ゆっくりと呼吸しながら二〇秒間静かに伸ばし続けます。反動をつけてはいけません。

⑦ 右足のストレッチングを三回繰り返したら、左足でも同様にストレッチングを三回行います。

図5・9 太ももの裏とふくらはぎのストレッチング

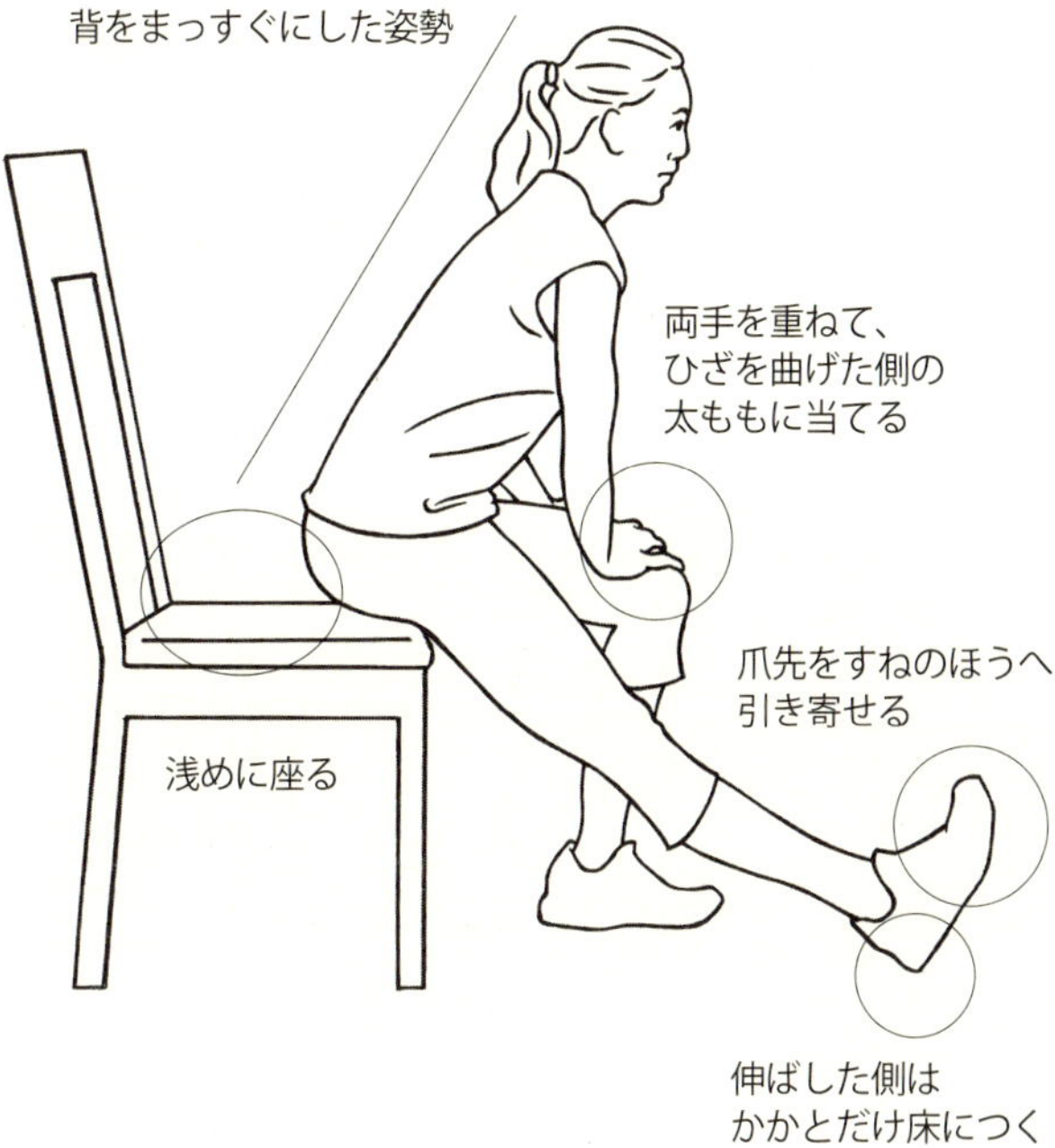

●首のストレッチング（図5・10）

首の横の筋肉を柔軟にします。

図5・10　首のストレッチング

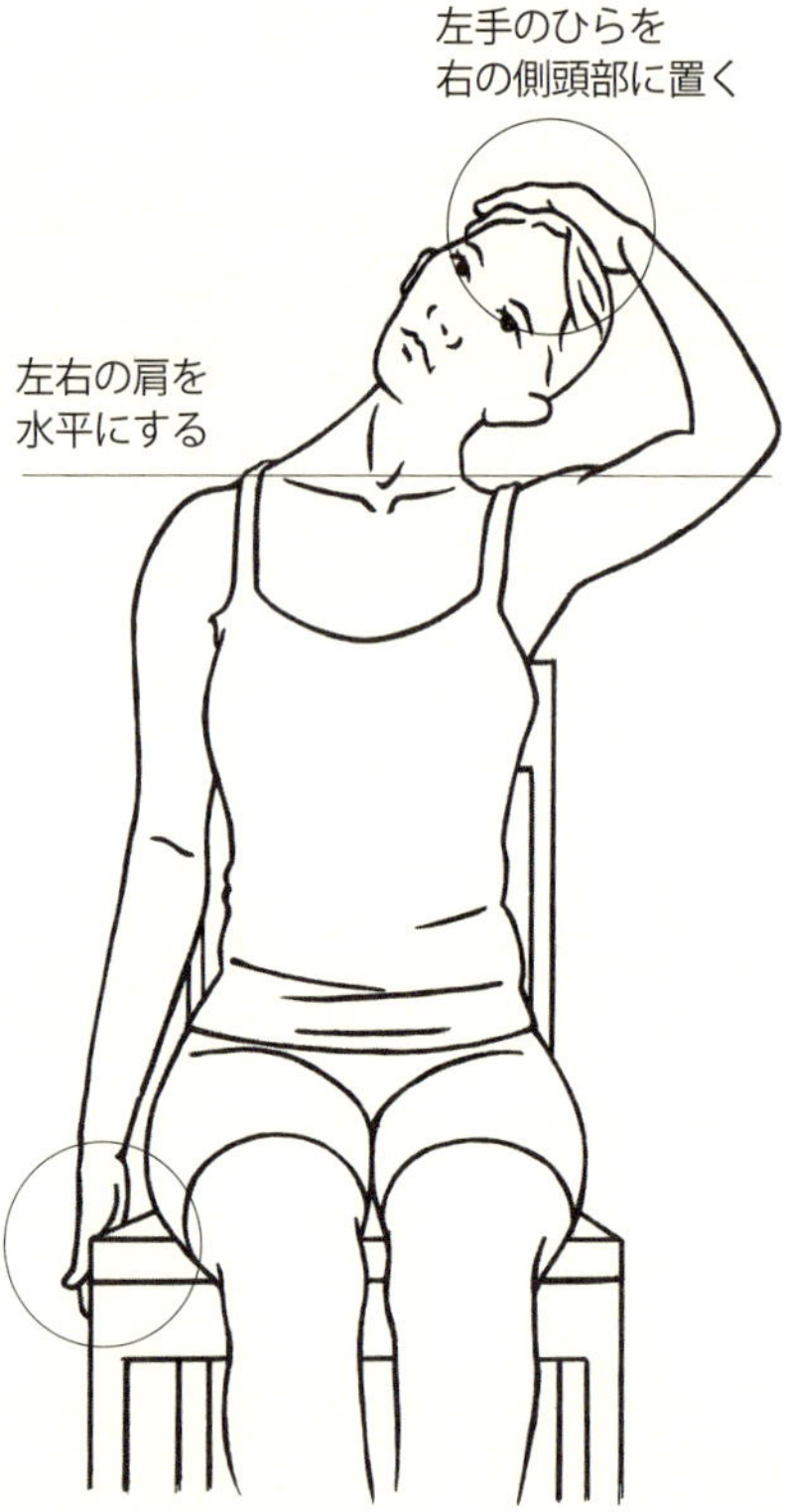
左手のひらを
右の側頭部に置く
左右の肩を
水平にする
右手の指で
椅子の下を軽く握る

〔運動の手順〕

① 安定した椅子に座ります。右手の指で座席の横を軽く握ります。
② 左手を頭の上を通過させて頭の右側に当てます。
③ 左手で頭を引きながら首の右側を伸ばします。
④ このとき、右肩が上がらないように右手の指を座席の横から離さないようにします。
⑤ 首の右側がいっぱいに伸びたら、ゆっくりと呼吸しながら、静かに二〇秒間伸ばし続けます。
⑥ 三回繰り返したら、反対側で同様のストレッチングを三回行いましょう。

●肩のストレッチング（図5・11）
肩の前側の筋肉を柔軟にします。

図5・11　肩のストレッチング

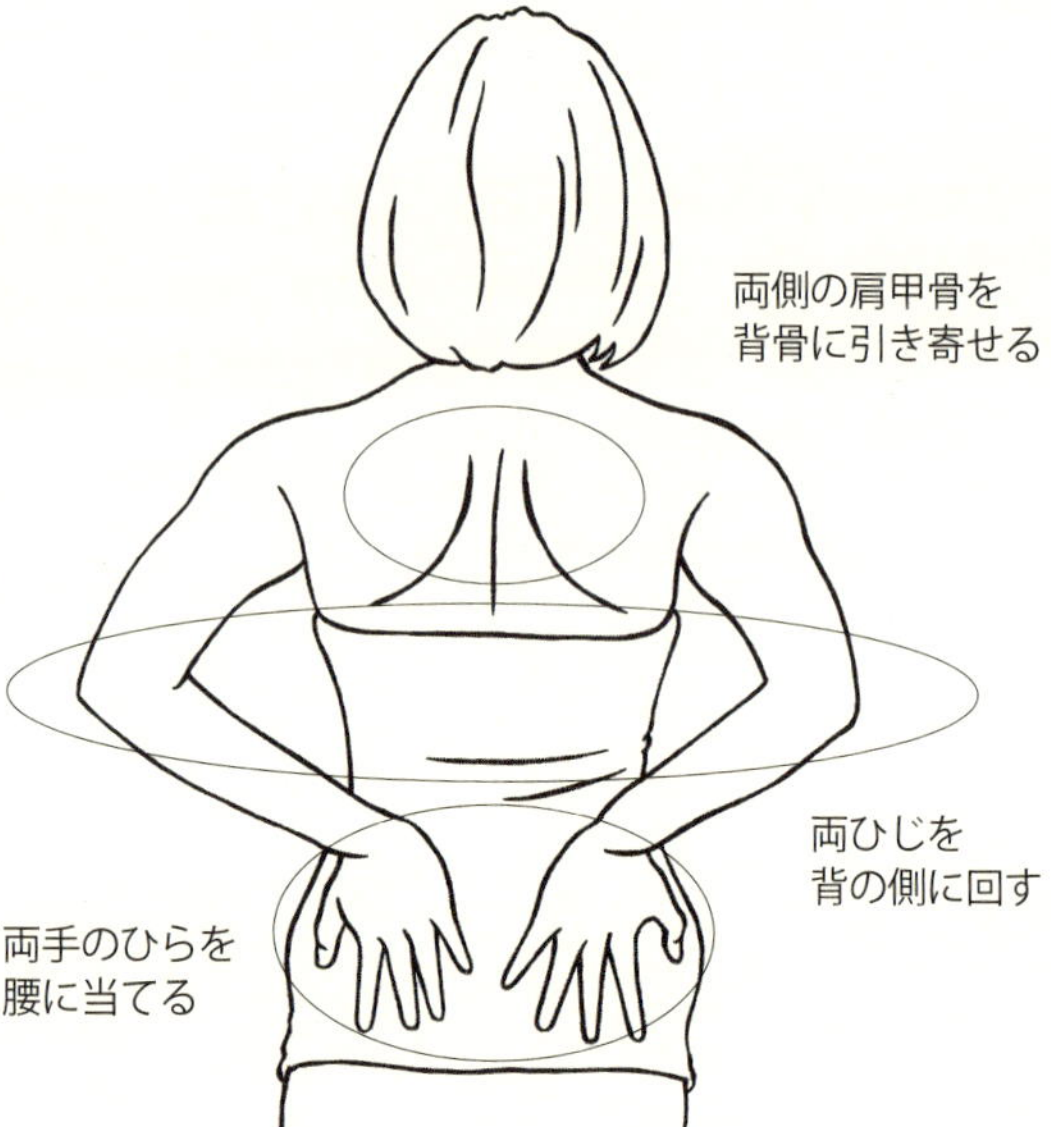

〔運動の手順〕

① 背を伸ばします。

② 両手のひらを腰に当てます。

③ 両ひじを背骨のほうへ回しながら、両方の肩甲骨を背骨にできるだけ引き寄せます。

④ 肩甲骨をいっぱいに引き寄せたら、ゆっくりと呼吸しながら、そのまま静かに二〇秒間保持します。

⑤ 休みをはさみながら三回繰り返しましょう。

●腰のストレッチング（図5・12）

背骨に沿ってついている背の筋肉を柔軟にします。

〔運動の手順〕

① 安定した椅子に浅めに座ります。両足と両ひざは、肩幅に横へ開きます。滑

図5・12　腰のストレッチング

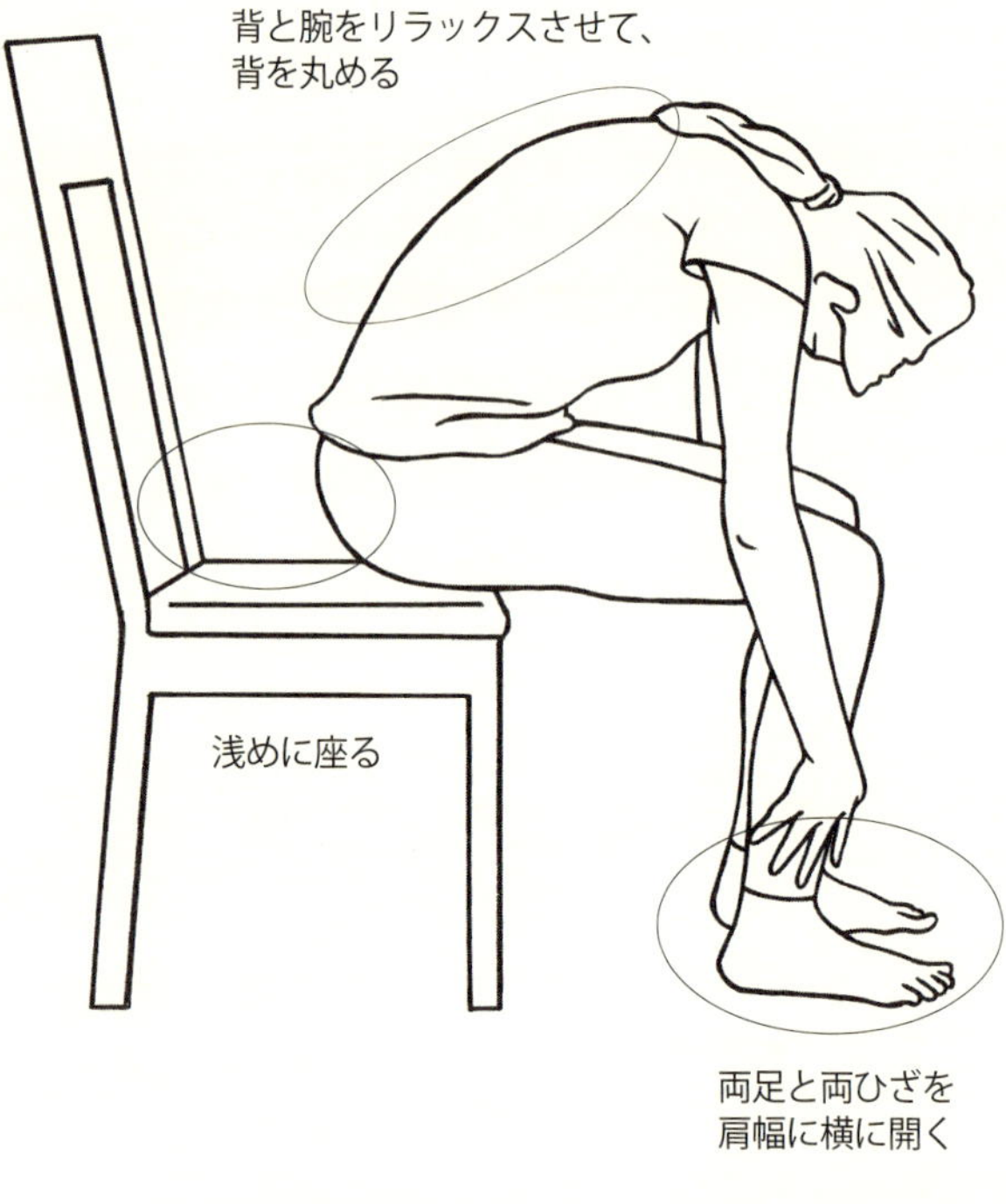
背と腕をリラックスさせて、
背を丸める
浅めに座る
両足と両ひざを
肩幅に横に開く

り落ちないように注意しましょう。

② 背と腕をリラックスさせて、背を丸めます。

③ 背がいっぱいに丸まったら、ゆっくりと呼吸しながら静かに二〇秒間保持します。

④ 上半身をゆっくりと起こして休みながら、三回繰り返しましょう。

イ、体を思い通りに動かすためのストレッチング

関節は、動かさない日が続くとしだいに硬くなり、動く範囲が狭くなっていきます。そうなると、背中に手を回す、服を着脱する、足の爪を切るといった、柔軟性を必要とする日常生活動作を行うのが困難になっていきます。

このような動作を支障なく行うには、日常でよく動かす関節の柔軟性を保つためのストレッチングを行うことが必要です。

次に紹介するストレッチングを、くまなく一日に一回行うようにしましょう。

順番は決まっていません。自分のやりやすいように行ってください。また二〇秒

間伸ばし続ける必要はありません。いっぱいに伸ばしたら、次のストレッチングに順次移っていきます。

連続してできないときは、何度かに分けて行いましょう。

図5・13　頭を前に倒すストレッチング

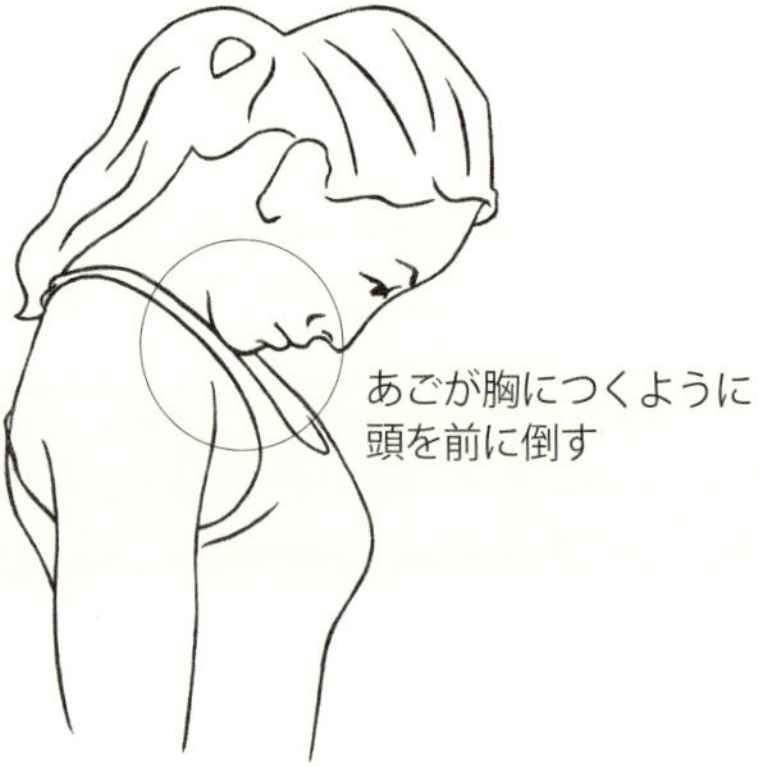
あごが胸につくように
頭を前に倒す

図5・14　頭をうしろへ倒すストレッチング

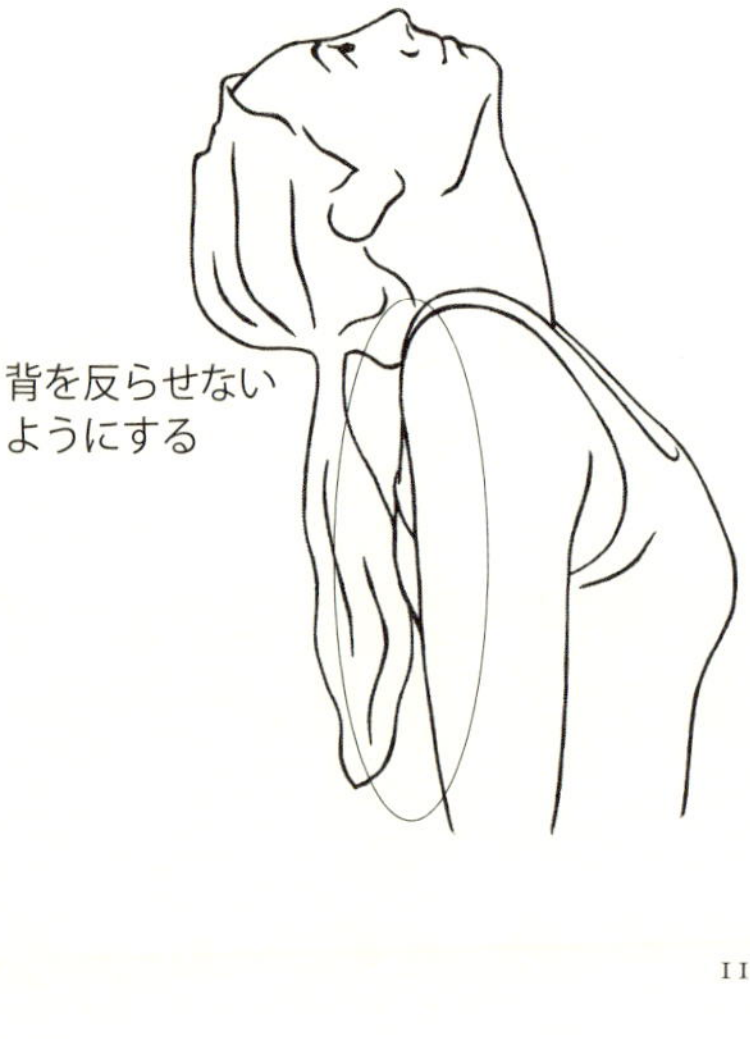
背を反らせない
ようにする

①　頭を前に倒すストレッチング（図5・13）
首のうしろにある筋肉を伸ばします。
頭をゆっくり前に倒します。いっぱいに倒したら、頭をゆっくりと起こします。

②　頭をうしろへ倒すストレッチング（図5・14）
首の前にある筋肉を伸ばします。
頭をゆっくりとうしろに倒します。いっぱいに倒したら、頭をゆっくりと起こします。

③　頭を右に回すストレッチング（図5・15）
首の左にある筋肉を伸ばします。
頭をゆっくりと右に回します。いっぱいに回したら、頭を正面にゆっくりと

図5・15
頭を右に回すストレッチング

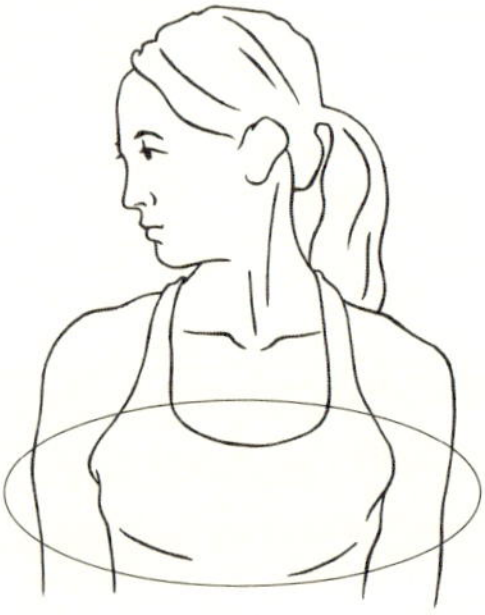

上半身は正面を向いたまま、
ひねらない

図5・16
頭を左に回すストレッチング

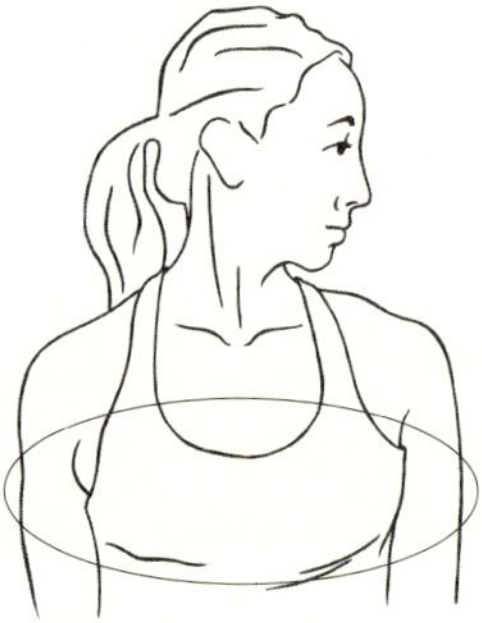

上半身は正面を向いたまま、
ひねらない

図5・17
頭を右に倒すストレッチング

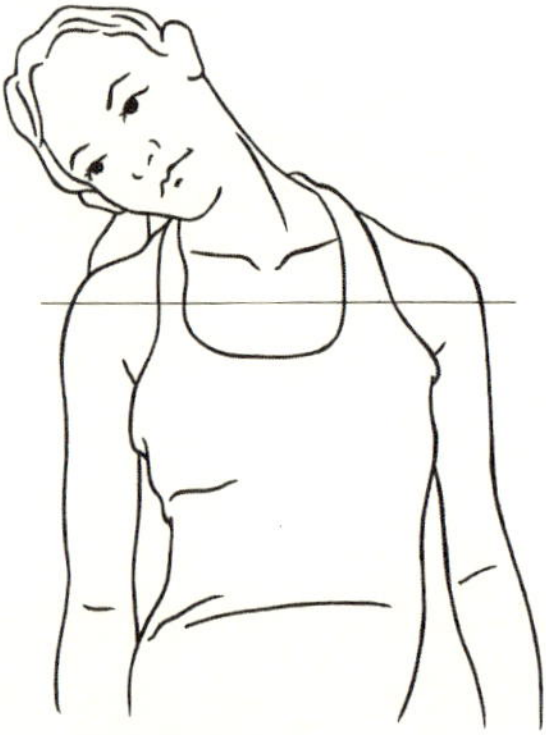

両肩を水平にして、
頭をいっぱいに右に倒す

図5・18
頭を左に倒すストレッチング

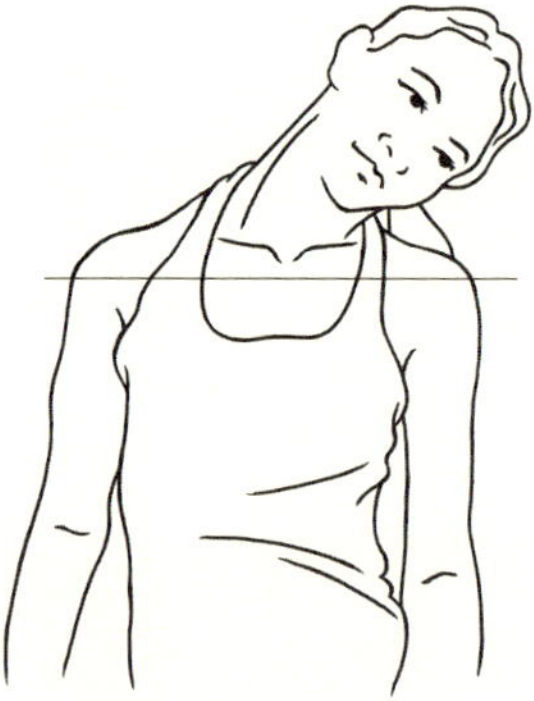

両肩を水平にして、
頭をいっぱいに左に倒す

向けます。

④ 頭を左に回すストレッチング（図5・16）
首の右にある筋肉を伸ばします。
頭をゆっくりと左に回します。いっぱいに回したら、頭を正面にゆっくりと向けます。

⑤ 頭を右に倒すストレッチング（図5・17）
首の左にある筋肉を伸ばします。

頭をゆっくりと右に倒します。このとき、左肩が上がらないように注意しましょう。いっぱいに倒したら、頭をゆっくりと起こします。

⑥ 頭を左に倒すストレッチング（図5・18）
首の右にある筋肉を伸ばします。

頭をゆっくりと左に倒します。このとき、右肩が上がらないように注意しましょう。いっぱいに倒したら、頭をゆっくりと起こします。

⑦ 背を丸めるストレッチング（図5・19）

首・背・腰にある筋肉を伸ばします。

両手をひざの上に当てます。両ひじは伸ばしたままにします。頭を前に倒しながら、背をゆっくりと丸めます。首のうしろと背をいっぱいに伸ばしたら、頭と背をゆっくりと起こします。

⑧ 背を反らせるストレッチング（図5・20）

胸と腹の筋肉を伸ばします。

腕をリラックスさせて、両手をひざの上に当てます。背をゆっくりと反らします。いっぱいに反らしたら、反りをゆっくりと緩めます。

図5・19　背を丸めるストレッチング

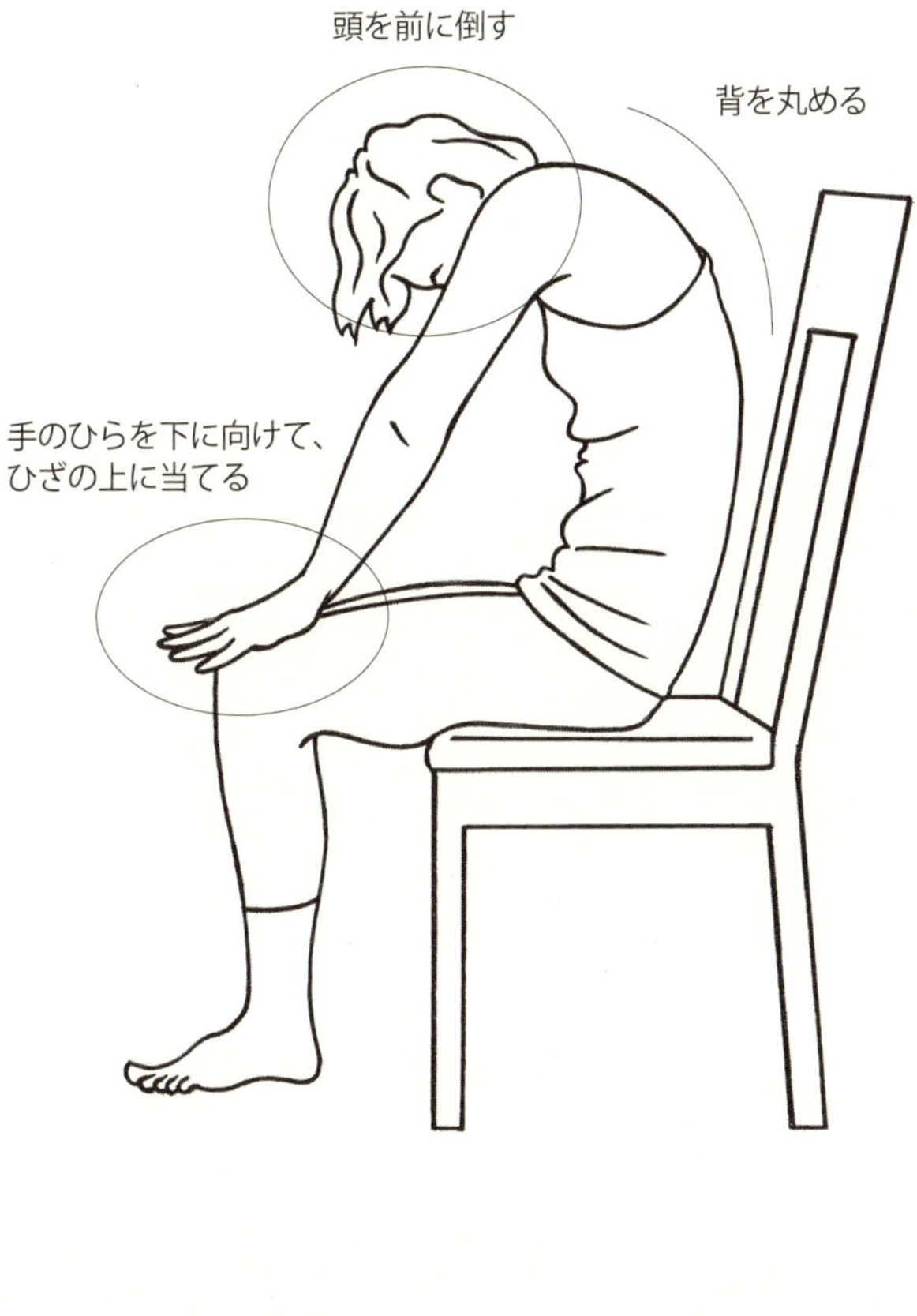

図5・20　背を反らせるストレッチング

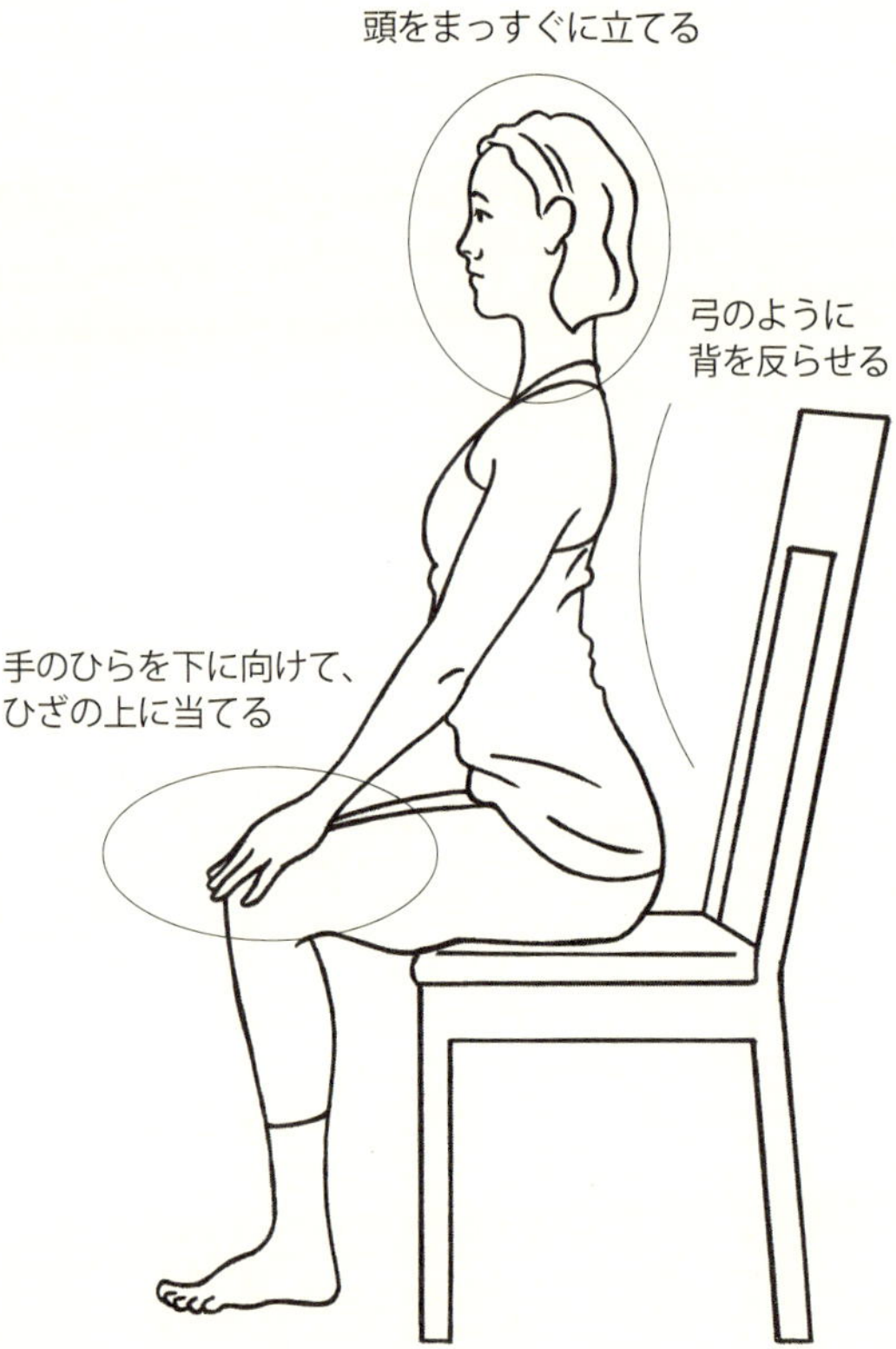

⑨ 肩のストレッチング（**図5・21**）

肩のうしろ側の筋肉を伸ばします。

両ひじを曲げて、ひじを体の真横に置きます（上図）。両腕を真上にゆっくりと伸ばします（下図）。このとき、腕はできるだけ耳の横にくるようにし

図5・21　肩のストレッチング

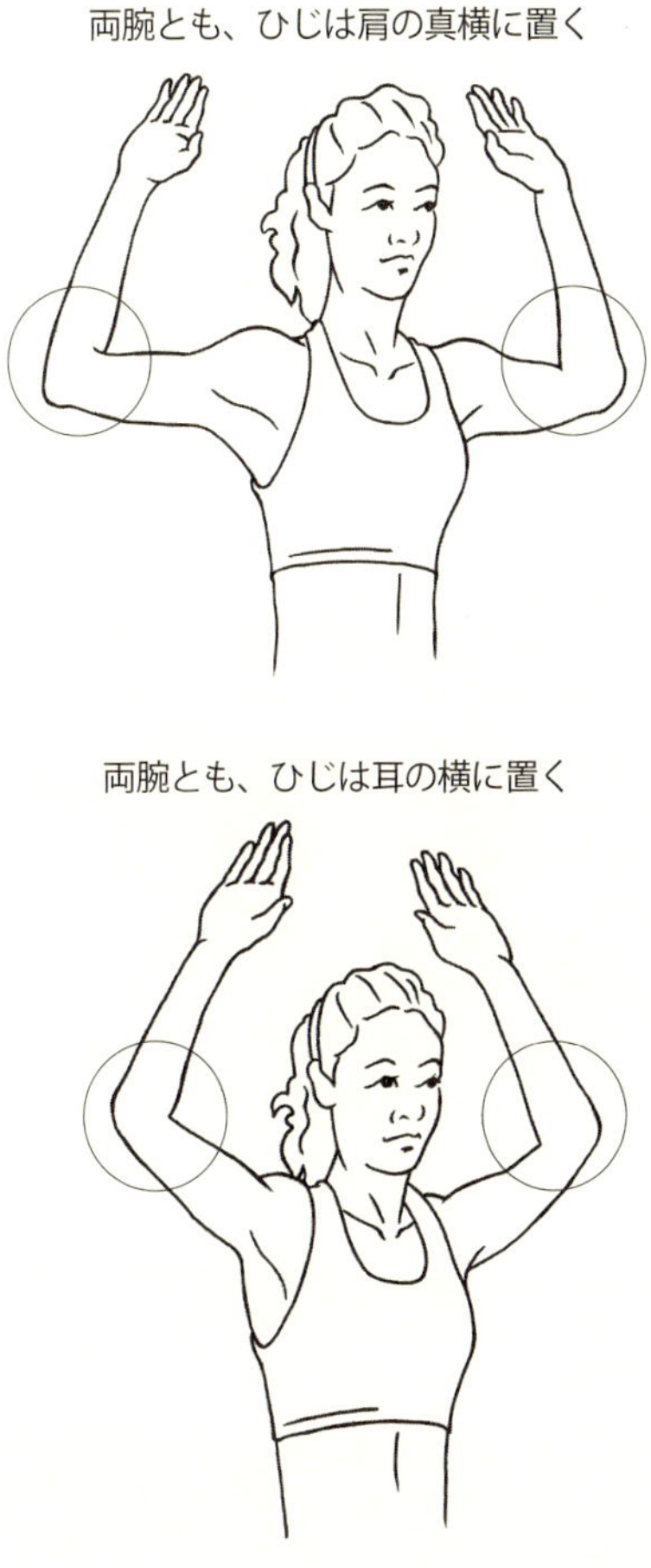
両腕とも、ひじは肩の真横に置く
両腕とも、ひじは耳の横に置く

ます。いっぱいに伸ばしたら、腕をゆっくりと下げます。

⑩手のストレッチング（図5・22）
手の指、手のひら、手の甲にある筋肉を伸ばします。

手をゆっくりと思い切り握ります。このとき、親指を痛めないために、親指を外側に出します。続けて、手をゆっくりと思い切り開きます。

⑪足のストレッチング（図5・23）
太ももの内側にある筋肉を伸ば

図5・22　手のストレッチング

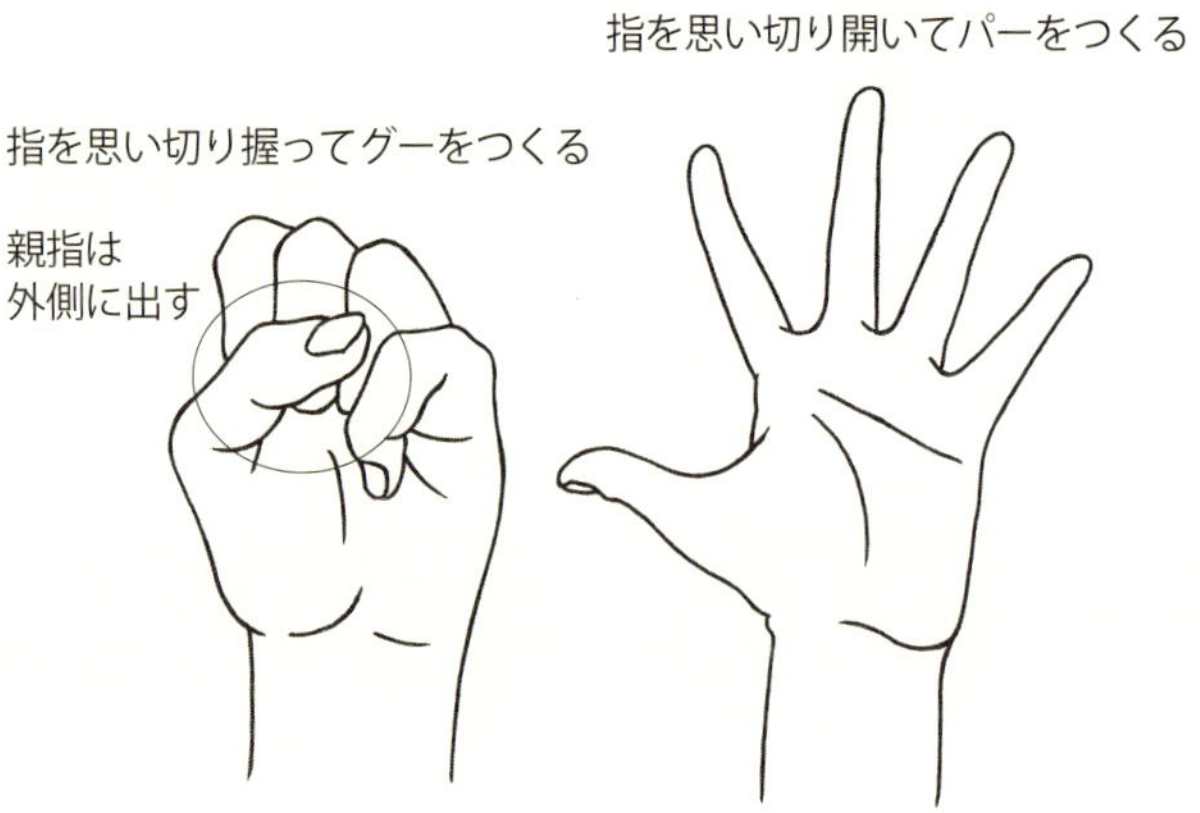
指を思い切り開いてパーをつくる
指を思い切り握ってグーをつくる
親指は
外側に出す

図5・23　足のストレッチング

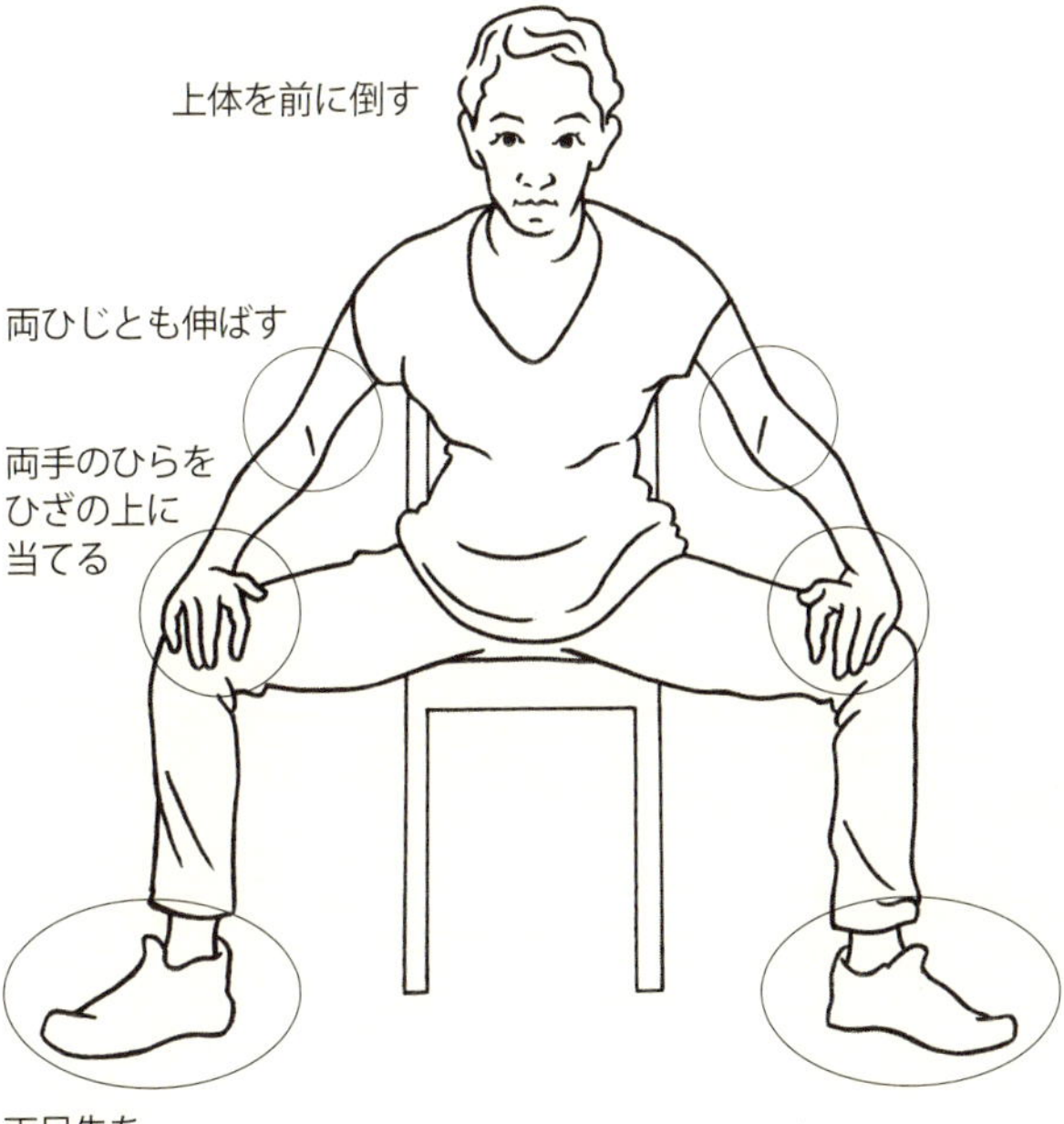
上体を前に倒す
両ひじとも伸ばす
両手のひらを
ひざの上に
当てる
両足先を
斜め前に向ける
両足をできるだけ広く開く

します。

椅子に浅めに座ります。両足先を斜め前に向けます。椅子から滑り落ちないように注意しましょう。両手のひらをひざの上に当て、両足を横にできるだけ広く開きます。いっぱいに開いたら、両ひじを曲げずに、背を丸めないで上半身を伸ばしたまま前にゆっくりと倒します。いっぱいに倒したら、上半身をゆっくりと起こします。

⑫ 足首のストレッチング（図5・24）

すねと、ふくらはぎにある筋肉を伸ばします。

椅子に浅めに座ります。椅子から滑り落ちないように注意しましょう。両手を太ももの つけ根あたりに当てます。左ひざを軽く伸ばして、左かかとを床につけます。左足首をゆっくりと伸ばします。いっぱいに伸ばしたら、左足首をいっぱいに曲げます。続いて、右足首でも同じストレッチングを繰り返します。

図5・24　足首のストレッチング

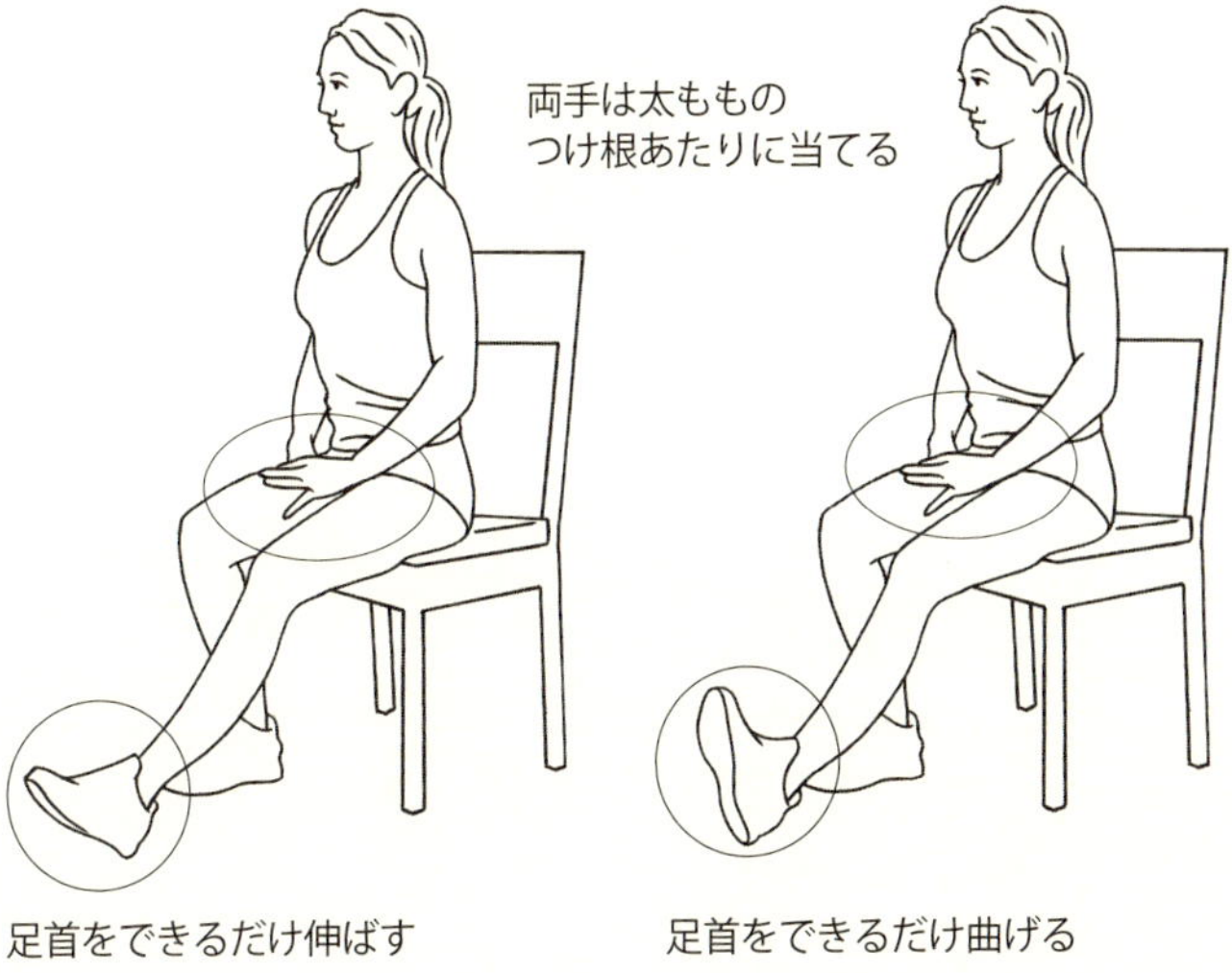
両手は太ももの
つけ根あたりに当てる
足首をできるだけ伸ばす
足首をできるだけ曲げる

第六章　家庭内での事故を防ぐ

高齢者に多い家庭内事故

高齢者が「自立できる体」を生涯にわたって維持するためには、運動、食事、睡眠に気をつける――。それだけでは不十分なのです。

「不慮の事故」から身を守ることも忘れてはいけません。なぜなら、高齢になるほど不慮の事故を起こす人が急増し、大ケガを負うだけではなく、最悪の場合には死に至る人も少なからずいるからです。

高齢者に多い三大事故は、床などでの転倒や階段などからの転落、浴槽内での溺死、食事中に誤って気管内に食べ物が入って起こる窒息です。このなかでもとくに多いのが「転倒・転落事故」です。

東京消防庁の『救急搬送データ』(平成二八年度)によると、救急搬送された高齢者のおよそ八一パーセントは転倒・転落事故を起こした人たちでした。

このデータでは、事故の発生場所を家庭内(居室、階段、廊下、玄関、ベッド、トイレなど)と家庭外(道路、階段、段差、店内、エスカレーター、自転車など)に分け、それぞれの発生件数を比較しています。

それによると、家庭内が全体の五六パーセントを占めており、住み慣れた家で事故を起こす人のほうが多いのです。さらに、家庭内事故の多くは、家庭生活の中心の場である居室で起こっています。

本来、安心で安全な場所であるはずの居室での事故は、絶対に防がなければなりません。そのためには二つのことが必要になってきます。

一つは、転倒・転落の原因となる体力の低下を防ぐことです。二つ目は、高齢になるにつれて起こる衰えに対応した生活環境を整えることです。この二つの方法について紹介します。

転倒・転落事故を防ぐには

高齢者ほど転倒・転落事故が起きやすいのは、体を支える能力が低下するからです。

この能力は、安定した姿勢を保つバランス能力と、体が不安定になったとき、素早く安定した姿勢に立て直すアジリティ能力で成り立っています。

この二つの能力も、老化の影響を受けやすく、加齢にともなって急速に衰えていきます。転倒・転落事故を防ぐには、二つの能力の衰えを防ぐ運動を行うことが必要なのです。

バランスをよくする運動法

私たちは、揺れるバスや列車の車内でもまっすぐ立つことができます。ズボンをはいたりするとき、片方の足だけで立つこともできます。

このようにバランスをとれるのは、小脳の働きがあるからです。小脳はたえず体の傾きを監視し、バランスを調整するように働いているのです。

しかし小脳の働きだけでは、大まかにしかバランスをとれません。姿勢を微妙に調整するためには、三半規管、視覚、筋肉、関節からの情報が必要になります。小脳は、こういった情報も利用して的確な運動指令を出し、安定した姿勢を生み出しているのです。

高齢になると、バランス能力に関連する機能が衰えるので、転倒・転落事故を起こしやすくなります。これを防ぐためには、次のような「バランス運動」を行うのがよいでしょう。

●片足立ち（図6・1）

片方の足で体を支えることにより、バランス能力を向上させます。ウォーキングのような移動運動や片足で立つときに安定した姿勢を保てるようになります。

〔運動の手順〕

① 安定した椅子の背に一方の手の指先を軽く当てます。
② 一方の太ももが床とほぼ平行になるまで上げます。このとき、上げた足のひざはほぼ直角に曲げておきます。太ももを床と平行になる高さまで上げられない人は、太ももをできるだけ高く上げるようにしましょう。
③ 片方の足で立ったまま一〇～三〇秒間保持します。

図6・1　片足立ち

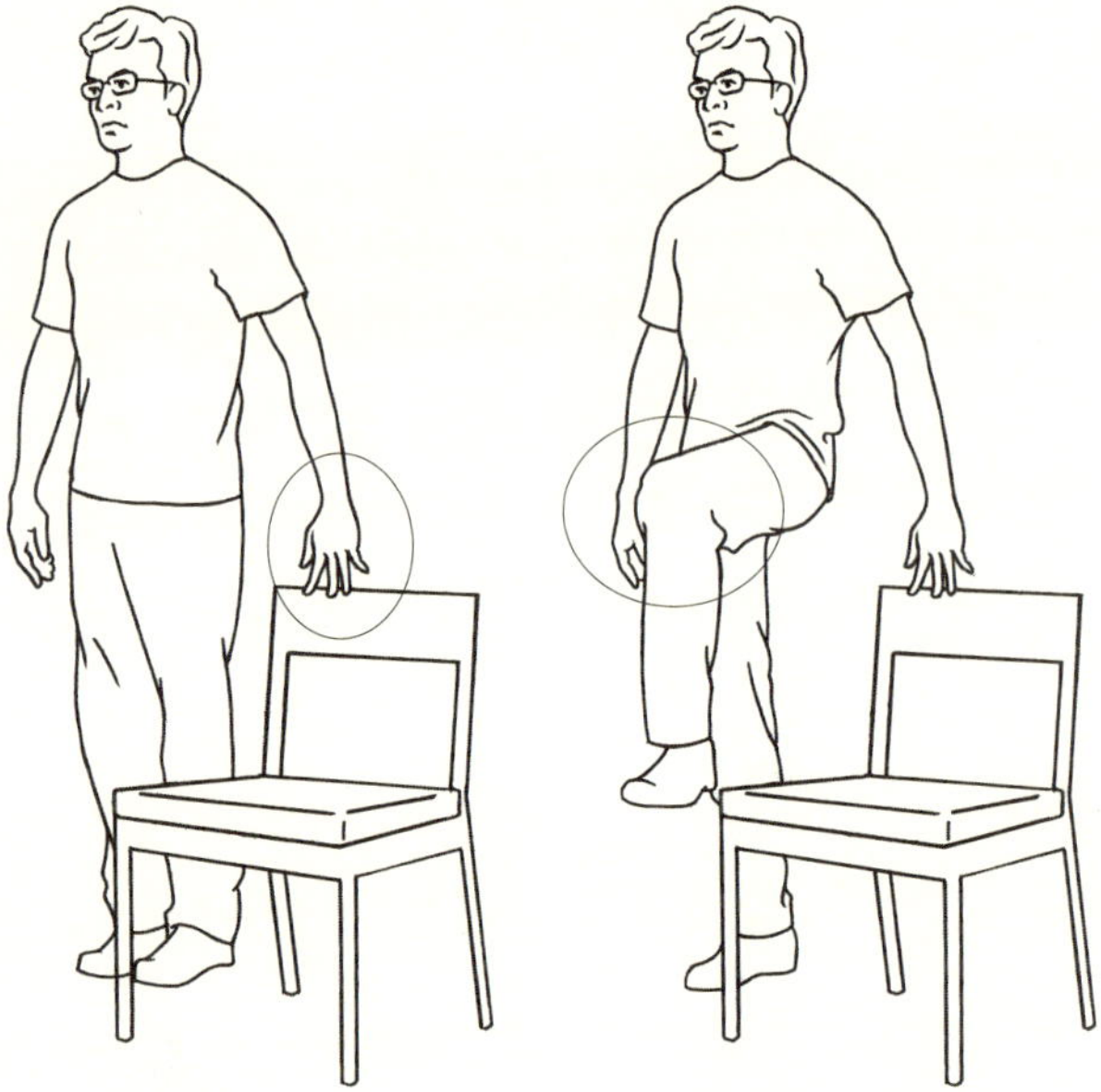

指先を
背もたれの上に当てる

ひざをほぼ直角に曲げ、
太ももが床とほぼ平行に
なるまで上げる

④　一方の足で片足立ちを三回繰り返したら、反対の足で同様に片足立ちを三回繰り返します。左右の足で交互に行ってもいいでしょう。

●片足立ち腕振り（図6・2）

片足立ちに腕振りを加えることで、動的なバランス能力を高めます。ウォーキングや階段の上り下りのように、体が動いているときに安定した姿勢をとることができるようになります。

〔運動の手順〕

①　安定した椅子の背の上に一方の手を当てます。
②　椅子に当てた手と反対側のひざを軽く曲げて、その足を宙に浮かせます。
③　上げた足と同じ側の腕を伸ばして前後に大きく振ります。このとき、バランスをとるために椅子に頼りすぎないようにしましょう。
④　片足立ちで腕を一〇～二〇回振る運動を、休みをはさんで三回繰り返します。

⑤続いて、足と腕を交代して同じ運動を三回繰り返します。

●体幹トレーニング（**図6・3**）

体幹（背、腹、臀部《でんぶ》）にある筋肉を強化します。体幹にある筋肉は姿勢維持筋とも呼ばれ、姿勢を維持するために大切な働きをしています。

ここで紹介する体幹トレーニングは、筋力とバランス能力の二つが要求されるので、できない人もいるかと思いますが、無

図6・2　片足立ち腕振り

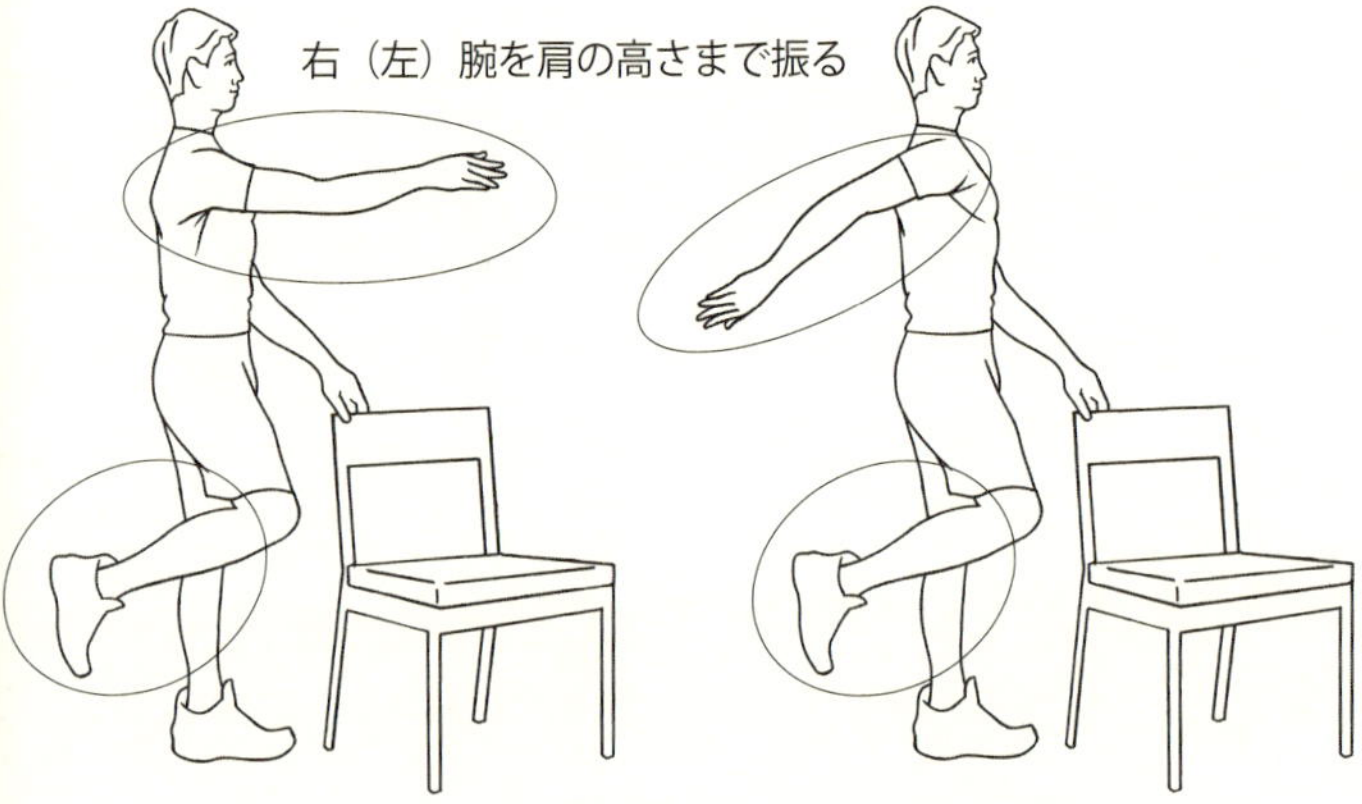
右（左）腕を肩の高さまで振る
右（左）ひざを軽く曲げて、右（左）足を宙に浮かす

理して行うことはありません。体力の増進に合わせて、チャレンジするようにしましょう。

〔運動の手順〕

① 四つん這いの姿勢になります。両手と両足は、肩幅に開きます。

② 右腕を前に伸ばして、床と平行になるまで上げます。

③ 同時に、左足を伸

図6・3　体幹トレーニング

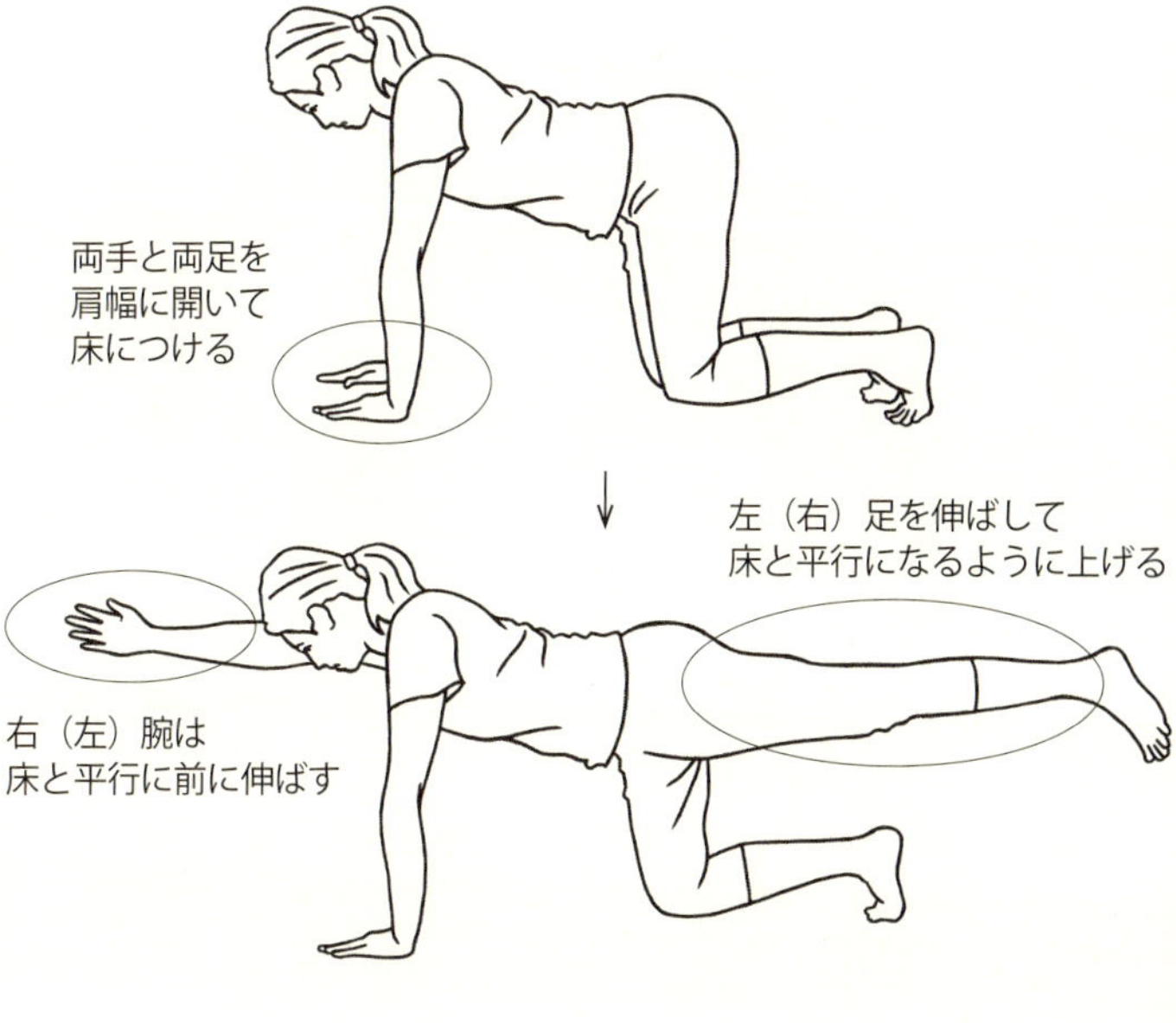
両手と両足を
肩幅に開いて
床につける
左（右）足を伸ばして
床と平行になるように上げる
右（左）腕は
床と平行に前に伸ばす

ばして床と平行になるまで上げます。

④　この姿勢を七〜一〇秒間保持します。

⑤　三回繰り返したら、腕と足を交代して、さらに三回繰り返します。

素早い動作を衰えさせない方法

「アジリティ」とは「動作の素早さ」のことです。

高齢者に転倒・転落事故が多い一つの理由は、動作の素早さが衰えることです。体勢が崩れそうになったとき、足を素早く踏み出せないので事故を起こすことになるのです。

動作の素早さを決めるのは速筋線維です。この線維は収縮速度が速いので、素早い動作を生み出します。速筋線維がもっともよく働くのは二〇代までで、それ以降は年とともに衰えていきます。とくに六〇歳からは急激に衰えるので、高齢者は転倒・転落事故を起こしやすくなるのです。

高齢者の衰えた速筋線維を二〇代の状態に戻すことはできませんが、事故を防ぐのに最低限必要な素早さを取り戻すことは可能です。ここでは足の速筋線維の働きを向上させる「高速ステップ運動」を紹介します。

●高速ステップ運動（図6・4）

立って高速でステップ運動を行うのもよいのですが、ひざや腰、心臓や血管への負担が強くなることがあります。ここでは立って行うよりも安全性が高い、椅子に座って高速ステップ運動を行うことをお勧めします。

〔運動の手順〕

① 安定した椅子に浅めに座ります。椅子から滑り落ちないように注意しましょう。

② 体を安定させるために、両手で座席の横を軽く握ります。

③ 全速力でステップ運動を行います。このとき、床から一〇センチメートルほど離れるまで足を上げます。

図6・4　高速ステップ運動

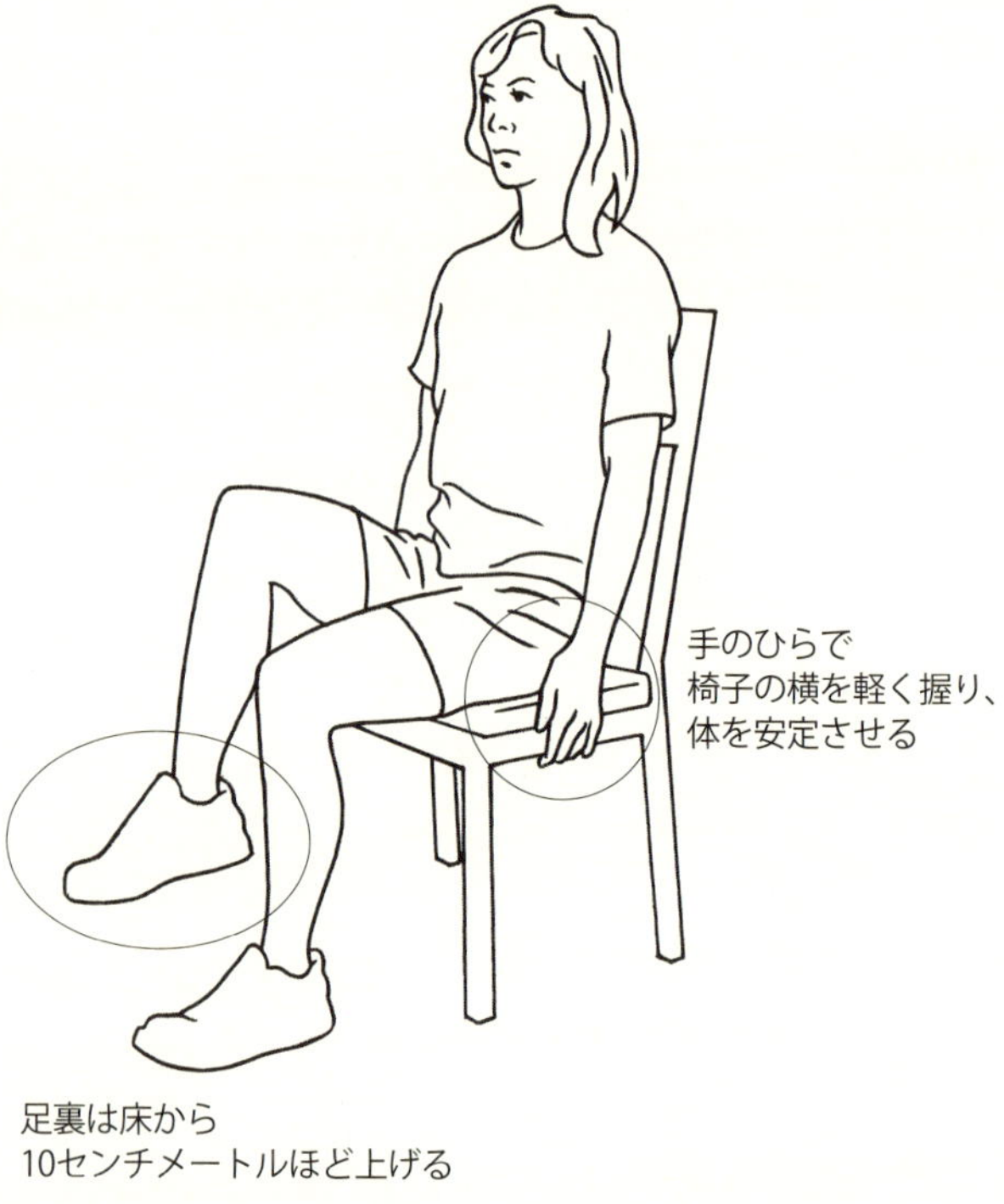
手のひらで
椅子の横を軽く握り、
体を安定させる
足裏は床から
10センチメートルほど上げる

④　できる限り速くステップ運動を行うことを五〜一〇秒間続けます。休みながら、この高速ステップ運動を三回繰り返しましょう。

家庭内事故を防止するための生活環境を整える

先ほども述べましたが、高齢者の転倒・転落事故は家庭内、とくに生活の中心の場である居室で多く起こっています。

居室での動作は長年繰り返しているので慣れており、事故を起こすことはないはずです。ところが、掃除したばかりのフローリングの床で滑ってしまうといった、予期せぬことが起きると、とっさに体勢を整えることができず、事故を招いてしまうことがあります。

住み慣れた家の居室で、不意を突かれることなどあってはいけないことです。そのためには、老後に対応した事故防止のための生活環境を整えておくことが大切になります。

たとえば、次のような対策です。

①　照明や足元灯で足下を明るくする。
②　段差をなくす。
③　階段や廊下に手すりを設ける。
④　階段や床の上につまずきそうなものを置かない。
⑤　滑りやすいバスマットやキッチンマットを敷かない。
⑥　滑りやすいフローリングは滑り止め処理をする。
⑦　使ったものは決まった場所に戻す。
⑧　滑りやすい、あるいはつまずきやすい室内履きを使わない。

まずは、この八つを参考に家のなかを見直してみましょう。

トピックス②：スポーツ選手に学ぶ食事

「食べるのもトレーニングのうち」という言葉は、スポーツ界では常識となっています。

スポーツ選手は、体を動かすために多くのエネルギーを必要とします。そのエネルギーを、食事によって体内に摂り入れます。スポーツ選手が必要とするエネルギーは膨大ですので、必然的に食事の量は多くなります。種目によっては、私たちが食べる四倍の量の食事を必要とする選手もいるほどです。

しかし、スポーツ選手であっても食べる量には限界があります。また過食は肥満の原因となり、競技力を低下させることもあります。

最近は、スポーツ栄養学が発展し、量より質に注目した効率的な食事法が開発されるようになってきました。

たとえば、グリコーゲンの摂取方法です。

グリコーゲンは、筋肉を動かす主要なエネルギー源です。トレーニングや試合などで体を動かしたあと、体内のグリコーゲンはかなり減ります。グリコーゲンが減ったままだと、エネルギー不足の状態で次のトレーニングや試合を迎えなければなりません。

それではトレーニングの効果も、高い競技力の発揮も期待できません。運動で消費したグリコーゲンを速やかに回復して、次のトレーニングや試合に臨むことが必要です。

運動によって消費したグリコーゲンを速やかに回復するために、運動後の食事で、ごはん、パン、麺類などの炭水化物を豊富に含んでいる食品、果汁、はちみつなどを摂るようにします。

グリコーゲンの回復をさらに早めたいときは、炭水化物とタンパク質を同時に摂取します。タンパク質が豊富に含まれている食品には肉類、魚介類、卵類、大豆製品、乳製品などがあります。

運動後のグリコーゲンの回復で、もう一つ注意することは、食事のタイミングです。運動直後の食事は二時間後の食事と比べて、筋肉のグリコーゲンを素早く回復させます。運動を終えたらできるだけ早く食事をすれば、グリコーゲンを速やかに回復させることができるのです。

運動後だけではなく、運動中の栄養補給にも配慮するスポーツ選手が増えています。テニスや野球のように、運動を二時間以上続けなければならないスポーツ選手は、試合の合間を利用して、グリコーゲンの消耗を防ぐために糖分を補給するのです。

スポーツ選手に普及しているのは、スポーツドリンクで糖分を摂取する方法です。

飲む量は、一試合中に合計五〇〇ミリリットルです。一回に飲む量は三口から五口分です。二時間以上の運動を続ける場合には、エネルギー不足が起きないよう、運動中は一〇〜一五分ごとに糖分を小まめに補給するようにします。

運動中の糖分補給は、長時間続く庭仕事などの労働でも必要なことです。長い時間、体を動かして働き続けるときには、作業の合間に糖分を小まめに補給すると、体は疲れにくくなるでしょう。

第七章

痛みを防ぐ正しい姿勢のとり方

頭の前傾姿勢は頸椎を痛める

頭をまっすぐ立てているとき、首にはおよそ五キログラムの頭の重さがかかります。ところが、頭を前傾させると、その重さはより増すことになります。

頭の前傾が一五度のとき、首にかかる重さは一二キログラム、三〇度のとき一八キログラム、頭を最大に前傾させた場合（四五度）では、二二キログラムもの重さになるのです。

首に大きな負担をかけすぎると、ストレートネックになることがあります。本来、緩やかに前方に湾曲している首の骨がまっすぐになり、首の神経を圧迫して、首の痛み、肩こり、頭痛、手のしびれなどを引き起こすことがあるのです。

現代人がストレートネックを起こす一番の原因は、スマートフォン（スマホ）の画面を首を前傾させた姿勢で見るときでしょう。そのために、ストレートネックを「スマホ首」と呼ぶこともあります。スマホの画面を見るときには、首を痛めないように頭を立てて首の前傾を防ぎましょう。

ストレートネックかどうかを調べる簡単なテストがあります。ときどきチェックすることをお勧めします。

〈ストレートネック判定テスト〉
・壁に背を向けて立ちます。
・後頭部、肩甲骨、お尻、かかとの四か所を、無理なく壁につけます。

後頭部が壁につかない、あるいは意識的に首をうしろへ傾けないとつかない場合には、ストレートネックの可能性があるでしょう。

背を丸めた姿勢は呼吸機能を悪化させる

加齢による姿勢の変化でもっとも多いのは、背の丸まった姿勢です。これを老人性円背《えんぱい》といいます。

背が丸まると歩行能力の低下や転倒などを招きやすくなり、「自立できる体」を維持できなくなっていきます。

さらに、背が丸くなると胸郭の運動が制限され、換気能力や酸素摂取能力といった呼吸機能が低下し、重症になると、低酸素血症や呼吸不全を招くことがあります。高齢者が健康に生きるためには、背が丸まった姿勢にならないように注意することが必要なのです。

ところが、背を丸める悪習慣を知らぬうちに繰り返している高齢者が増えているのではないでしょうか。

スマホの画面を見ているとき、テレビを見ているとき、食事のときなどに、背を丸めた姿勢になってしまうことが多くあります。その姿勢を一日に何度も繰り返すうちに、背はいっそう丸まり、呼吸機能を低下させる原因となるのです。

日ごろから、頭を起こし、背を伸ばした姿勢を意識的にとるように心がけましょう。

腰の痛みを防ぐためのさまざまな姿勢

高齢者に特有の腰痛は慢性腰痛です。腰痛が三か月以上続くことを慢性腰痛と呼びます。このような症状になると、日々の生活にとても支障をきたすようになります。

腰痛のおもな原因は、長時間の静的姿勢、お辞儀姿勢、ひねり姿勢などのような「姿勢」にあります。こういった姿勢は、腰に大きな負担を及ぼすことがあるので、注意をしなければいけません。

日常生活のなかから代表的な姿勢を取り上げ、腰の負担を軽減して腰痛を防ぐための方法について紹介しましょう。

ア、立つ姿勢

まっすぐに立っている姿勢のときでも、体重の五〇～六〇パーセント近くを占める上半身の重みが腰にかかります。

しかも、立っている姿勢が悪いと、上半身の重さの二倍から三倍の負荷が腰にかかり、腰痛の原因になることがあります。その痛みを防ぐには、無造作に立たないで、腰への負担が小さくなる姿勢を保つことです。

基本は、頭・胴体・足の位置関係にあります。このような位置関係をアライメント（並び）といいます。アライメントが悪いと、腰にかかる負担は増大します。

立った姿勢のときに腰への負担が小さくなるアライメントは、横から見て、耳の穴、肩の中心、腰の中心、足首がほぼ一直線に並んでいる状態です（**図7・1**）。この姿勢が、腰への負担をもっとも軽減させます。

あなたが立っているときの姿勢を横から写真に撮ってもらい、写真に定規を当てて、耳の穴、肩の中心、腰の中心、足首がほぼ一直線に並んでいるかどうかを確認しましょう。

もし、立つ姿勢が適切でない場合には、次のような姿勢のとり方を練習するとよいでしょう。

床に仰向けに寝ます。立っているイメージで、足を伸ばし、両腕は脇に軽くつけます。頭のうしろ、肩甲骨、お尻、太ももの裏、ふくらはぎ、かかとを床にしっかりとつけて、数分間、この姿勢を保ちます。

図7・1　腰への負担が小さくなる立ち方

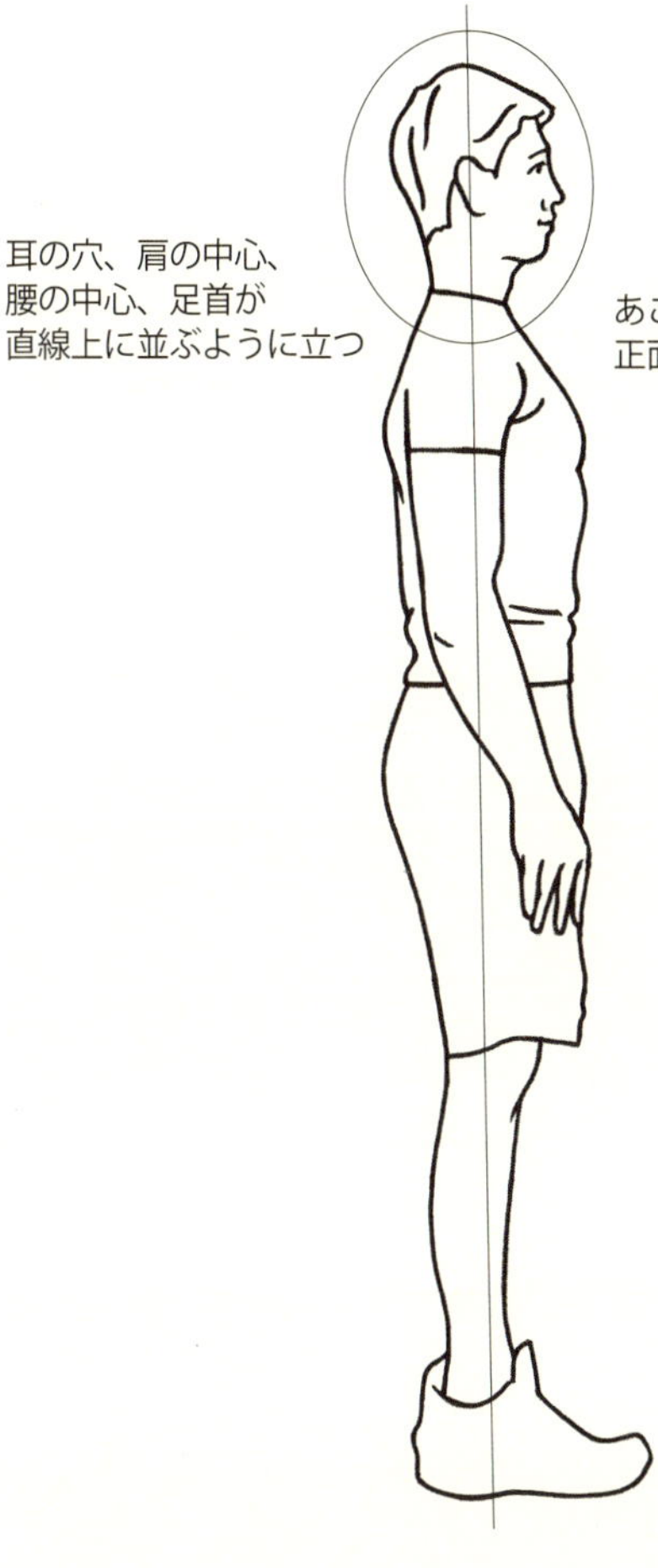
耳の穴、肩の中心、
腰の中心、足首が
直線上に並ぶように立つ
あごを軽く引き、
正面を見る

このような姿勢のとり方を意識して、一日に一回、床に仰向けに寝て、体に覚え込ませるとよいでしょう。

イ、洗面の姿勢

立っているだけでも腰に負担はかかりますが、立ったまま上半身を前に倒すと、その負担はより増大します。

たとえば、洗面台で蛇口から出る水を手で受けるとき、ほとんどの人は無意識にひざを伸ばしたまま上半身を前に倒します（**図7・2の右**）。

このような前傾姿勢をとると、大きな負担が腰にかかることになります。しかし、ちょっとした工夫で軽減できるので

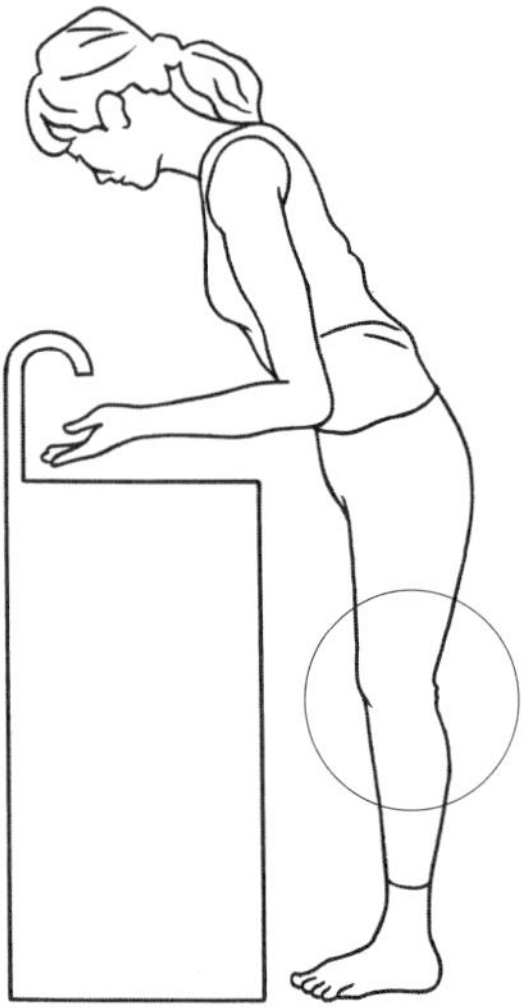

両ひざを伸ばす

す。それは、高さ一〇センチメートルほどの踏み台に片方の足をのせて、ひざを軽く曲げて上半身を前に倒す方法です（**図7・2の中央**）。

このように上半身を前に倒せば、腰の負担をかなり軽減できます。この踏み台に片方の足をのせる方法は、立ち仕事の多い職場で働く人た

図7・2　腰への負担が小さい洗面姿勢

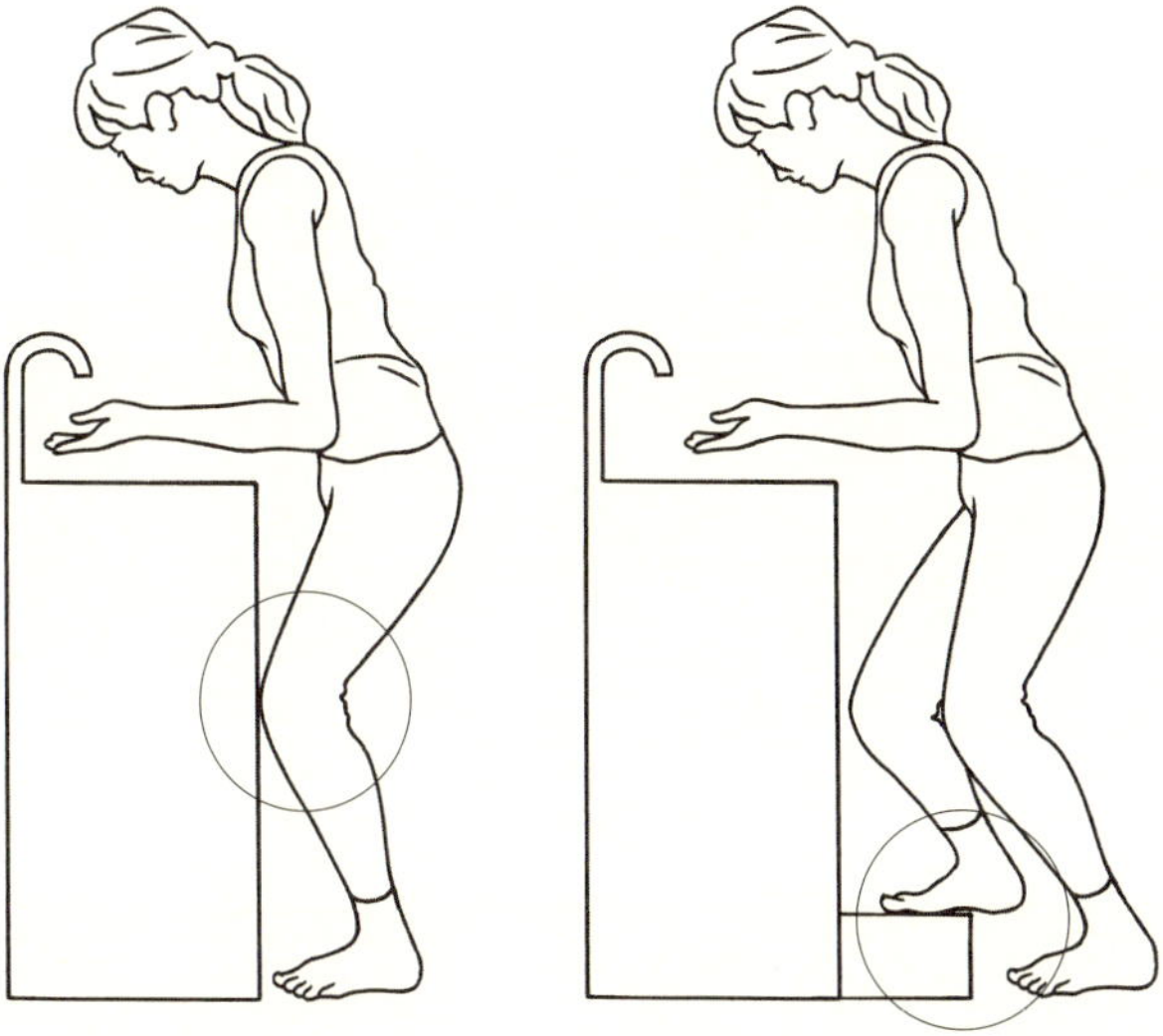

両ひざを曲げて、
洗面台にひざを当てる

高さ10センチメートルほどの
踏み台に片方の足をのせる

ちにも推奨されています。

踏み台がない場合は、両ひざを軽く曲げてひざ頭《がしら》を洗面台の壁に当て、上半身を前に倒すと腰の負担は軽くなるでしょう（図7・2の左）。

ウ、椅子に座る姿勢

スウェーデン生まれの整形外科医アルフ・ナッケムソンは、腰痛の原因解明と治療に大きな貢献をしました。

代表的な業績の一つは、座位、立位、臥位《がい》（寝た状態）などの姿勢をとっているときに腰椎《ようつい》に加わる負担を数値（圧力）で表したことです。これにより姿勢と腰椎への負担の関係が明らかになりました。

ベルトを締めるあたりの背骨の部分を腰椎といいます。この部分に加わる負担が大きいほど腰痛は起きやすくなるのです。

腰椎にかかる負担は腰椎の湾曲度に影響されます。横から見ると、おへそに向かって湾曲しています。立っているときの湾曲度がもっとも負担が小さいのです。

図７・３　腰への負担が小さくなる椅子の座り方

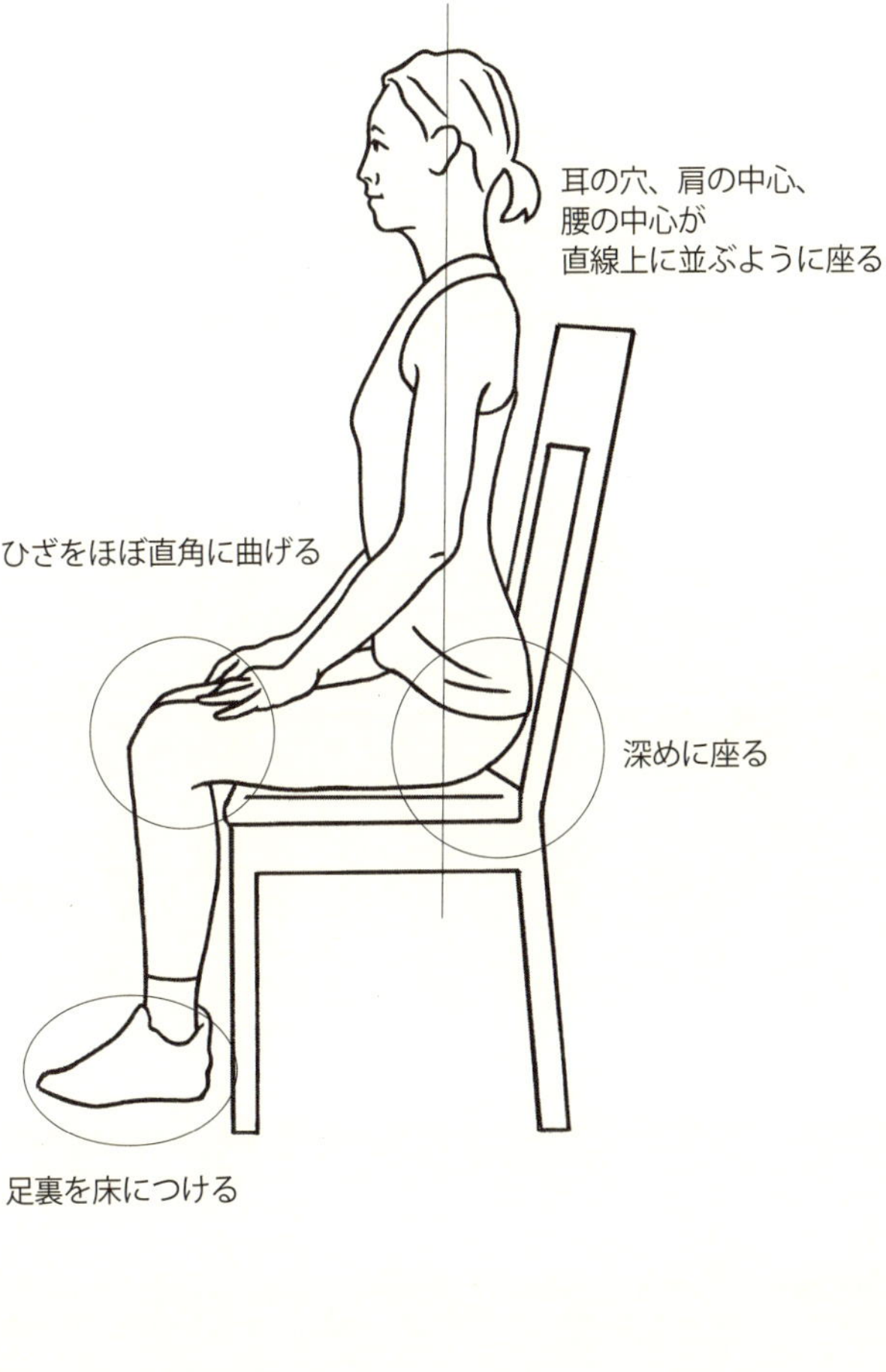
耳の穴、肩の中心、
腰の中心が
直線上に並ぶように座る
ひざをほぼ直角に曲げる
深めに座る
足裏を床につける

ところが、椅子に座ると骨盤がうしろに回転して、腰椎の湾曲が減少し、腰椎にかかる負担は立っているときより一・四倍も大きくなります。さらに、背を丸めた姿勢で座ると、この湾曲はさらに減少して負担が増大するのです。

先に述べた立つ姿勢と同じように、耳の穴、肩の中心、腰の中心が一直線になるように上体を起こし、加えて腰とひざと足首がほぼ直角で、足裏が床にしっかりとついている姿勢のとき、腰の負担はもっとも小さくなります（図7・3）。

ひざを伸ばして足を前に投げ出す、ひざを深く曲げて足を椅子の下に引き込む、お尻を座席の前にずらして上体を斜めに倒すといった姿勢で座ると、腰にかかる負担は増大します。

繰り返しになりますが、腰を痛めないためには、上体をしっかり立て、腰とひざと足首をほぼ直角に曲げ、足裏全体を床につけた姿勢で座ることが大切なのです。

また、椅子が高すぎて足が宙に浮いた状態で座ったときも、腰の負担は大きくなります。映画館や劇場などで椅子に座るとき、椅子が高すぎて足裏が宙に浮いてしまう人もいるでしょう。そんなとき、足裏を床につけようとすると、お尻を座席の前にずらして上体が天井に向いた姿勢になります。この姿勢で長時間座っていると、腰への負担は大きくなり腰を痛めることにつながります。床に置いたカバンなどに足をのせるだけで、腰に大きな負担をかけない姿勢で楽しく映画鑑賞や観劇をすることができるのです。

エ、くしゃみの姿勢

不意のくしゃみは、頑強なスポーツ選手ですら打ち負かしてしまう衝撃を腰に加えます。

メジャー・リーグでホームラン・バッターとして活躍したサミー・ソーサ選手は、試合中にベンチで座っているときに「くしゃみ」をして腰を痛め、二週間ほど試合を休んだことがありました。まさに、くしゃみは〝魔女の一撃〟なのです。

くしゃみで腰痛を起こす危険性は、年齢を問わず誰にでも潜んでいます。とくに高齢になるほど、くしゃみで背骨が圧迫骨折してしまい、そのまま寝たきりになることだって起こりうるのです。決して、くしゃみをあなどってはいけません。

生涯にわたって「自立できる体」を維持するためには、腰痛や背骨の圧迫骨折の原因になるようなくしゃみをしないことです。

くしゃみの勢いで上半身が瞬間的に動くとき、腰椎に過度の負担が加わると腰痛が起きます。これを防ぐには、くしゃみの姿勢が大事になります。

上体が前に傾かないように、直立姿勢を保持してくしゃみをすると腹筋と背筋が同時に働き、ちょうどコルセットを巻いたときのように上半身が動くのを防いでくれます。これで、腰痛を防ぐ効果を生み出すことができます。

もう一つは、机やひざに手を当て、背を伸ばし、ひざを軽く折り曲げた姿勢です。こうすると、腰椎にかかる力そのものを軽減させて腰痛を防ぐことができるのです。

腰痛が起きやすい高齢者では「豪快なくしゃみ」は厳禁です。腰に負担をかけない姿勢をとりましょう。

ひざの痛みを防ぐには外またを意識する

ひざ関節では、大腿骨と脛骨《けいこつ》が連結しています。二つの骨が接している部分の形はというと、大腿骨は半球、脛骨は平面のようになっています。平らな面に丸いものが接しているので、ひざ関節は本来たいへん不安定な構造をしているのです。

それなのに、この関節は体のなかでもっとも重い荷重を受け止めなければなりません。それを可能にしているのが、強力なひざまわりの筋肉、大腿骨と脛骨をしっかりつないでいるじん帯、そしてクッションの役割をしている半月板です。とくに、ひざ関節を安定させるために大きな役割をしているのは筋肉とじん帯です。

ところで、じん帯は筋肉ほど弾力性がないので、急激にねじったり引き伸ばしたりすると、痛んだり断裂することがあります。とくに、ひざの前にある前十字《ぜんじゅうじ》じん帯で起きやすいケガです。

筋肉やじん帯が衰えている高齢者は、こういったケガを防ぐことも大切です。そのためには、内またでひざの曲げ伸ばしをしないようにすることです。なぜなら、ひざのじん帯を痛める原因の大半は、ひざを内側にねじる動作にあるからです。

ひざの痛みを防ぐには、ひざをやや外向きにしてひざの曲げ伸ばしをするようにしましょう。

図7・4　ひざへの負担が小さくなる椅子からの立ち方

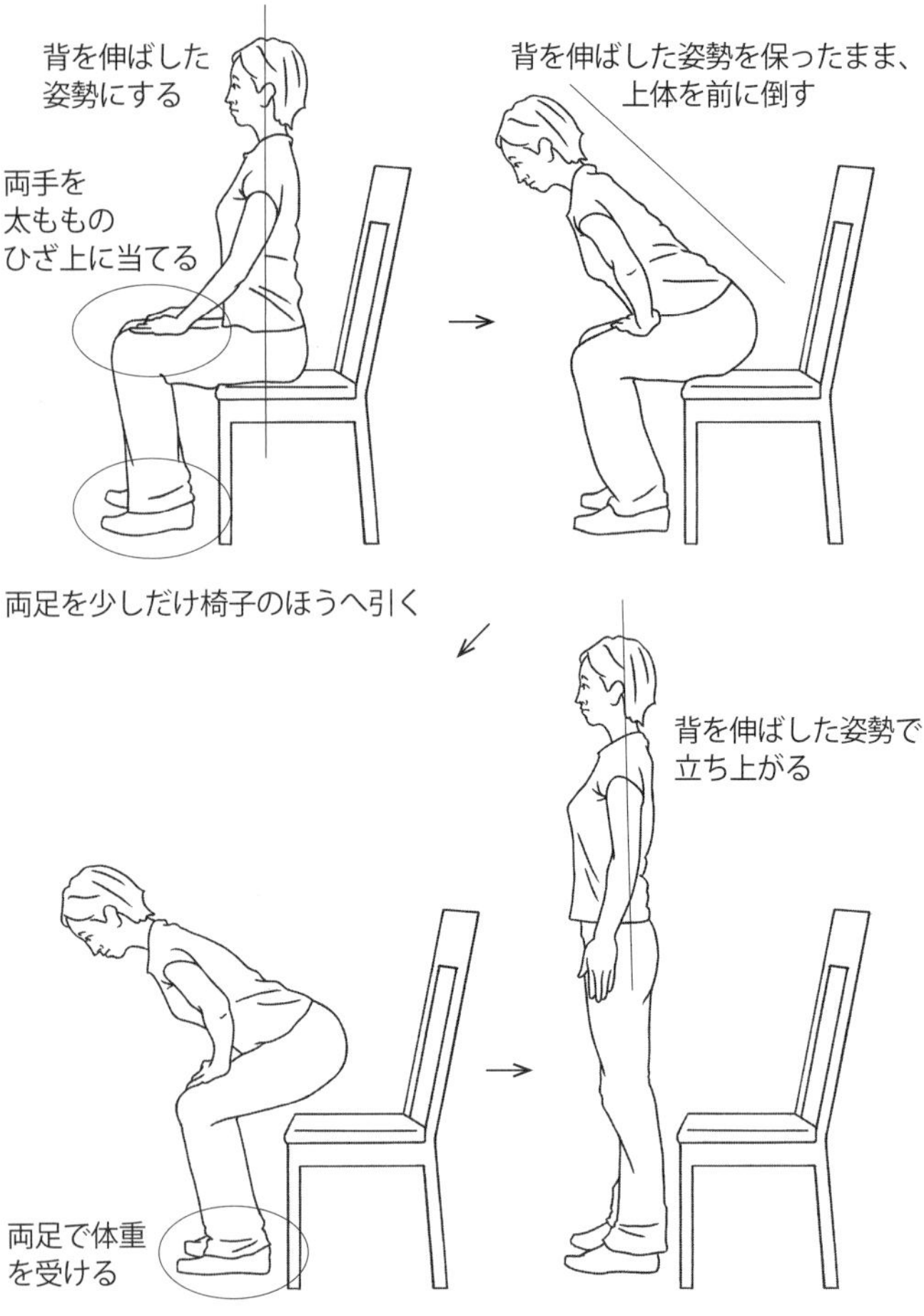

椅子から立ち上がるときも、ひざに大きな負担をかけないようにすることが大切です。

図7・4のように、まず足をひざよりわずかにうしろへ引きます。背を伸ばしたまま、上体を前に倒します。ひざに当てた手で、上体の重さを支えます。腰を上げながら、足裏で体重を受け止めます。そして、ゆっくりと立ち上がります。

こうすると、ひざにかかる負担を軽減でき、ひざの痛みを防ぐことができるのです。

痛みを防ぐためには、大きな負担をかけないように体を動かすことです。そのときの体の動きが少々見栄えが悪くても、わが身を痛みやケガから守るほうが高齢者にとっては大切なのです。

トピックス③：時間運動学とは

「時間運動学」とは、簡潔にいえば「時間帯に適した運動方法を発見する学問」ということです。

私たちの体には、生体時計が組み込まれています。生体時計は、体のさまざまな機能にリズムを与えます。朝起きて夜眠るのは、生体時計のリズムによるものです。血圧、心拍数、体温が夜間に低く昼間に高いのも、生体時計のリズムのためです。

時間帯に適した運動方法も、生体時計のリズムによって決まります。時間帯に適さない方法で運動すると、十分な運動効果を得られないだけでなく、健康を害することにもつながりかねないのです。

たとえば、早朝に激しい運動をすれば、ほかの時間帯に比べて心筋梗塞や狭心症が発症しやすくなります。なぜなら、全身の働きをコントロールしている自律神経が、早朝は生体時計のリズムに合わせて「休息モード」から「活動モード」

へと切り替わる時間帯だからです。

この時間帯は自律神経の嵐が吹くといわれ、自律神経の働きが乱れて血圧が急上昇したり血液が固まりやすくなります。その上、さらに激しい運動をすれば、体への負担はいっそう高まり危険な状態が現れやすくなるのです。

スポーツ選手であっても、運動は安全に行うことが第一です。時間帯に適した方法でトレーニングを行うことが、しだいに広まっているのです。

私たちも同様で、安全かつ効果的に運動を行うためには、「時間運動学」の教えに従うのがよいと思います。

次に、時間運動学のなかで役立つ情報を紹介しましょう。


〈脂肪の燃焼〉


朝食前の時間帯に運動すると、脂肪燃焼の効果は高くなります。ただし、朝食前は激しい運動に適した時間帯ではないので、負荷が強くなりすぎないように注意して運動を行いましょう。

脂肪燃焼効果が高い運動は、ウォーキングです。息苦しさを感じないようにスピードを調整しながら、元気よくウォーキングすると、脂肪はよく燃えるようになります。

ウォーキングをしてから一五分ほどすると、脂肪はしっかりと燃えはじめます。脂肪を燃焼させるには、最低でも一五分、できれば二〇分以上のウォーキングを行うとよいでしょう。


〈筋肉量の増加〉


筋肉量を増加させるための運動に適した時間帯は夕方です。

筋肉量を増加させるには、成長ホルモンの助けが必要です。運動によって成長ホルモンがもっとも分泌されるのが夕方です。夕方の時間帯に、先の図5・7で紹介した筋トレを行うと、足の筋肉の量を増大させる効果が高まることになります。

成長ホルモンは、運動による骨の形成を高める助けもします。夕方の筋トレは筋肉量だけではなく骨量の増大にも大きな効果を発揮するのです。

〈朝・夕・夜の運動強度〉

生体時計のリズムに合わせて、早朝、自律神経は「休息モード」から「活動モード」へと徐々に切り替わっていきます。午前中から夕方ごろまで「活動モード」は続きます。そして、夕方になると「活動モード」から「休息モード」へとしだいに切り替わり睡眠の時間帯を迎えるのです。

安全かつ効果的に運動を行うためには、こういったリズムに合わせて運動することが必要です。「朝はユルユル、昼はキビキビ、夜はポカポカ」を目安に運動をするのがよいでしょう。

激しい運動に適さない朝の時間帯は、散歩や体を軽く伸ばすストレッチングなどでユルユルと体を動かし、脳を目覚めさせるようにします。

運動に適した時間帯の昼は、早歩き、ジョギング、ラジオ体操などでキビキビと体を動かし、そして夜は、熟睡効果を高めるために、体がポカポカする程度のひざの屈伸運動、体をしっかり伸ばすストレッチングなどの運動をするのがよいでしょう。

第八章

大切なのは「ほどよい手抜き」

逆オリンピック・モットー「より遅く、より低く、より弱く」

オリンピックの大切な目的は、スポーツを通して「肉体と精神のすべての資質を高める」ことにあります。

この目的を端的に表したのが、「より速く、より高く、より強く」というオリンピック・モットーでしょう。オリンピックへの出場をねらうスポーツ選手は、その目標を達成するために、肉体と精神に強い負荷を与えるトレーニングを行うのです。限界近くまで追い込む激しいトレーニングをすることもあります。

一般の人が健康づくりのために運動をするとき、あたかもオリンピックを目指すスポーツ選手のように、強い負荷を体に加える人がいます。

これは、とても危険なことです。運動の負荷が強すぎると、筋肉や関節、あるいは心臓や血管が耐えられなくなり、ケガをしたり病気になったりすることがあるからです。健康づくりのための運動は、弱くもなく強くもなく、ほどほどの負荷がよいのです。

とくに、高齢者が「自立できる体」を維持するために行う運動ではなおさらです。まず、安全であることが第一です。ケガや病気になるような運動のやり方は、絶対に避けるべきです。

次に重要なことは、その運動の仕方が効果的なのかということです。少しの努力で大きな運動効果を得られれば、それに越したことはありません。

このように、高齢者は「安全に楽をして成果を得る」運動方法を取り入れること、つまり「逆オリンピック・モットー」がよいのです。

「逆オリンピック・モットー」とは、「より遅く、より低く、より弱く」というものです。

加齢によって体力が衰えている高齢者が運動するとき、原則として心がけておくべきことは、体を動かすスピードは「より遅く」、運動中の心拍数や血圧などの上昇は「より低く」、そして筋肉が発揮する力は「より弱く」なるように調節することです。

こうすれば、ほどほどの負荷になり、ケガや病気になることを防ぎ、運動効果を効率よく得られるようになるのです。

運動は「弱めに、短めに、そして小まめに」がよい

このような運動の目安は、「弱めに、短めに、そして小まめに」とすることです。こういったことを念頭に置いて運動を行うのがよいでしょう。

運動の強度は「弱めに」、時間は「短めに」、そして「小まめに」運動を行う習慣を続けるのです。

繰り返しになりますが、運動の強度が強すぎると体は耐えられなくなり、ケガや病気を起こしがちになります。運動時間も同様で、長すぎるとケガや病気のリスクが高まり、健康を害してしまうのです。

「弱めに、短めに」運動することで本当に効果が得られるのか、と疑う人がいるかもしれません。運動の効果を得るには、運動の強度は強くないといけないのではないか、運動の時間だって長くないといけないはずだ……と。

ところが、運動の効果は強度や時間だけで決まるのではありません。一日に、あ

るいは一週間に何回行うかなど、運動の頻度も影響するのです。

運動の効果は、運動の強度、時間、頻度の組み合わせで決まります。したがって、安全のために強度を「弱めに」、時間を「短めに」したとしても、「小まめに」運動することで頻度を適切に増やせば、運動の効果を得ることができるのです。実は、「弱めに、短めに、そして小まめに」という組み合わせが、高齢者にとってもっとも安全に効率よく運動効果をもたらしてくれるのです。

何かに熱中するときは「小学校の時間割」を守る

高齢になっても、時を忘れ無我夢中になれることを持っていることは、とても素晴らしいことだと思います。

アメリカの心理学者であるM・チクセントミハイリは、長年の研究から「熱中できる活動を持つことが人生に喜びや満足や楽しみをもたらしてくれる」ということを発見しました。

ところが、このことは裏を返せば、熱中することがなくなると生きがいを失い、生きる力が弱められることを意味しています。

仕事が生きがいだった人が職を辞めたとたん、気力が失せてしまうことがあります。老後をはつらつと生きるには、やってみたいことを見つけ、それに熱中する時間を持つことが大切だといえます。

ところで私たちは、何かに熱中しているときに、同じ姿勢をとり続ける傾向があります。

しかも、たいていの場合、体に過度の負担をかける悪い姿勢になっているのです。そのために、筋肉は過緊張を続けることになり、こりや痛みが起こってきます。でも熱中しているときに、「こってきた」、「痛くなってきた」という体が発する悲鳴に気づくことは滅多にありません。熱中していたことを中断して我に返ったとき、初めて体の悲鳴に気づくことになるのです。

熱中することは大切ですが、そのために体を痛めたのでは困ります。体に過度な負担をかけないために、ほどよい手抜きをはさむことをお勧めします。

これまでの姿勢に関する研究から、体を痛めないためには、同じ姿勢を四五分間続けたら一〇分間別の姿勢をとる、というように定期的に姿勢を変えるのが効果的だということがわかっています。

この時間配分は「小学校の時間割」と同じです。「小学校の時間割」は地域によって異なりますが、だいたい四五分間の授業と一〇分間の休憩時間で組まれています。

この時間割のように、趣味などに熱中することを四五分間続けたら、一〇分間のトイレやお茶などの休憩時間をとって姿勢を変えるのです。ストレッチングなどで軽く体を動かせば、より効果的になります。

何かに熱中するときはタイマーなどを利用して、そのタイミングを知らせるようにしておくとよいでしょう。没頭しすぎないで、「このあたりで一休み」と適当に手抜きをはさむのが、体を痛めないで長続きさせる最善の方法だと思います。

第九章　日々の心がけを大切にしよう

大切なのは五つの基本行動

私が中学生から高校生にかけてのころ（一九六〇年代）に、父方の祖父母は、意識はしっかりしていましたが、数年間、寝たきりの状態を続けたあとに亡くなりました（祖父享年七八、祖母享年七三）。

まだ二人の意識がはっきりしていたときには、しばしば私を枕元に呼び、若いころの思い出を聞かせてくれました。

生まれ故郷のこと、観劇した芝居のこと、付き合いのあった知人のことなど、初めて聞く話題に熱心に耳を傾けたものでした。そのなかで祖父母がともに、次のような言葉を口にしたのを、家族が私の古希（七〇歳）のお祝いをしてくれたときにふと思い出したのでした。

「もう一度でいいから、あの若かったころのように体を思いっ切り動かしたい……」と。

こんな言葉をふと思い出したのは、私自身が老いを実感として受け止められる年齢になっていたからだと思います。そして、祖父母が本当に私に伝えたかったことは、「お前もいつか老いる。そのときに寝たきりで生きることのないように、日々、体をいたわるのだよ」ということだったような気がしました。

私も七〇歳を過ぎて、体の老いをひしひしと感じ、若いころのように動かなくなった体にイラつくこともあります。祖父母の言葉をかみしめながら、これから先の老年期を後悔なく自立して生きていこうと決心したのです。

私は四〇年以上にわたって、多くのスポーツ選手たちと接する機会がありました。そのなかには、室伏広治（ハンマー投げ）や浅田真央（フィギュアスケート）といった一流スポーツ選手もいました。こういったスポーツ選手たちには、共通した特徴がありました。それは、基本となる練習やトレーニングを毎日欠かさず行うということです。

それは地味ですし、基本動作の繰り返しを日々行うことは意外にきついものです。普通の人ですと、「今日は、体が重いからいいや」とか「一日ぐらいやらなくても……」などと、何かと理由をつけて休むことを考えてしまいがちです。

でも、一流スポーツ選手たちは違います。

たとえば、室伏広治は現役中、ハンマー投げの練習は一時間だけでしたが、三時間かけて行うバーベルやチューブを利用した基本ステップの練習などを毎日欠かさず行っていました。

浅田真央も、氷の上での練習のほかに、体幹トレーニングやストレッチングなどの基本的なトレーニングに長い時間を割いていました。

野球のイチローは、室内でネットに向かって一人でボールを投げ続ける練習を引退直前まで繰り返していたそうです。

一流のスポーツ選手たちが長年にわたって試合で素晴らしい成果を残してきたのは、「基本に始まり基本に終わる」ことを大切にしていたからだと思います。

私にとっては日々の生活が試合の場です。一流スポーツ選手のように日々の生活で活躍したい、できれば生涯にわたって現役でいたい、と願うようになりました。

そこで彼らを見習って、基本となる五つ行動を決め、それらをたゆまず続けていくことにしたのです。五つの基本行動は次の通りです。

①　一秒でも長く立つ。
②　一歩でも多く歩く。
③　同じ姿勢を長く続けない。
④　一日一回は筋力トレーニングをする。
⑤　一呼吸置いてから動作を始める。

というものです。

六〇歳代までは、拙著『老いない体をつくる』で紹介したやや強めの運動を行ってきました。七〇歳からは、その運動を「五つの基本行動」に代えることにしたのです。

二年が経過した現在、握力は四〇キログラムから四八キログラムに増加（筋機能の向上）、時速五キロメートルでのウォーキング中の心拍数は毎分一一〇拍から九〇拍に減少（心臓機能の向上）、やや高めだった血圧・血糖値・中性脂肪も基準値まで低下（健康の増進）、痛みや疲労の軽減（自覚症状の改善）といった良好な変化が起こっています。加齢による衰えを防いでいるだけではなく、体力や健康度が改善しているのです。

それぞれの基本行動の必要性について、もう少し詳しく見ていきましょう。

一秒でも長く立とう

日本では座りすぎの生活が蔓延している、ということをご存じでしょうか。オーストラリアのシドニー大学のA・バウマン教授らが、世界二〇か国の成人の一日の座位時間を調べたところ、最長は日本とサウジアラビアの四二〇分、その他の国は一五〇〜三五〇分であることがわかったのです。

さらに、日本人の座位時間は老年になるほど長くなり、そのおもな原因はテレビの視聴だといわれています。国民生活時間調査（二〇一五年）によると、一日のテレビ視聴時間は、二〇代の約二時間に比べると七〇歳以上ではおよそ五時間半と二・五倍以上も長くなっているのです。

長く座り続けることが国際問題になっているのは、これが健康障害につながるからなのです。

旅行者血栓症《けっせんしょう》（エコノミークラス症候群）で命を失う人がいます。飛行機での移動中、機内で座った姿勢を長時間とり続けていると、血液の流れが悪くなり、血の塊（血栓）ができることがあります。

着陸後、座席から立って歩き始めると下半身の血液が急激に流れ始めます。このとき、静脈にある血栓が押し流されて、肺の静脈に詰まると肺塞栓《はいそくせん》を起こし、死に至ることがあるのです。

飛行機での移動中だけではなく、毎日の生活のなかでも長時間座り続けることは、健康維持の点から決して好ましいことではありません。

シドニー大学のH・プロウグ博士は、座位時間と死亡リスクの関係についての調査をしました。

一日のうちに座っている時間が四時間未満の短い人に比べて、八時間から一一時間の人では、死亡リスクが一・一五倍、一一時間以上の人だと一・四倍に上昇すると報告しています。座り続けることは寿命を短くする可能性を高めるのです。

座位時間を長くさせないための取り組みは、いくつかの国で進められています。たとえば、英国政府は二〇一一年に作成した『身体活動指針』を通して、子どもから高齢者までのあらゆる国民において、座位時間を減らすことを奨励しました。また、米国スポーツ医学会は二〇一六年に、総座位時間を減らすこと、健康維持のために座位行動の合間に頻繁に立つこと、という声明を発表しました。日本では、座位行動の研究者らを中心に、長時間座位の危険性や防止方法に関する知識を広める試みが続けられています。

私たちも、座り続けることによる健康への悪影響をなるべく小さくするために、座ると同時に、意識的に立つことも心がけましょう。

一歩でも多く歩く大切さ

還暦を過ぎるころから病院に行く機会が増えた、と感じている人は多いのではないでしょうか。

高齢になること自体が病気の原因ですので、加齢にともなって有病者数は増えていきます。八六パーセントの後期高齢者（七五歳以上）は、高血圧症、脂質異常症といった慢性疾患の治療を受けているのです（厚生労働省、二〇一六年）。また、複数の病気を有することも高齢者の特徴の一つです。

残念ながら、無病で老年期を過ごす可能性はたいへん低いようです。

それでも、「自立できる体」を維持して老年期を過ごすためには、病気を防ぐ努力を続けなければいけません。最優先で取り組むべきことは、生活に大きな支障をきたす、あるいは命を奪う可能性がある生活習慣病を防ぐことだと思います。

生活習慣病は、運動不足、過食、喫煙、飲酒といった習慣が原因で高血圧、脂質異常症、糖尿病を起こす病気です。こういった病気が動脈硬化を進行させ、心筋梗塞、脳梗塞、狭心症、脳出血といった重篤な病気を招くことがあるのです。

「一に運動、二に食事、しっかり禁煙、最後に薬」（厚生労働省）といわれるように、生活習慣病の予防には運動がたいへん効果的なのです。とくに心臓や血管などに適度な運動刺激を与えるウォーキングが最適です。

その効果を生み出すためには、スポーツウェアを着て運動靴を履き、一日に一回だけ外に出てウォーキングをするよりも、第五章でも取り上げたように、生活のなかに取り入れて行うのがよいでしょう。

ときどき姿勢を変えることを忘れない

同じ姿勢を保てるのは、筋肉がたえず収縮し体を支えているからです。頭を起こしているときには首についている筋肉が、胴体をまっすぐに立てているときには背や腹の筋肉が収縮状態にあります。

収縮を続けている筋肉は、まわりの血管を圧迫して血液の流れを悪くさせ、疲労物質や痛み物質を出して、疲れ、こり、痛みなどを引き起こすことがあるのです。

繰り返しますが、これらを防ぐ効果的な方法は、ときどき姿勢を変えることです。座ったままの状態が続けば、立ち上がってひざを屈伸したり腕を回したりします。立った状態が続けば、椅子などに座り足を休ませます。同じ姿勢をとり続けないで、ときどき姿勢を変えるのがいいでしょう。

そのために、スマートウォッチを活用しましょう。スマートウォッチは、時刻を知らせることのほかに、歩数、心拍数、血圧、消費カロリーなどを測定してくれます。さまざまな機能が備わっていますが、そのなかでも「座りすぎ防止機能」を使うのがよいでしょう。

座り続ける時間が設定時間を超えると、スマートウォッチが振動し、「座る時間が長くなっていますよ」と警告してくれるからです。

一日一回は簡単な筋力トレーニングを心がけよう

生涯、「自立できる体」を維持するためには、筋肉の量を減らさないことが大切です。とくに足の筋肉量に注意しないといけません。

加齢による筋肉量の特徴を調べた研究が報告されています（大阪医科大学衛生学・公衆衛生学教室、谷本芳美ら）。

それによると男性の場合、一八〜二四歳のときの筋肉量に比べると、七六〜八四歳では、足は三〇パーセント、腕は一六パーセント、胸・腹・背の合計では六パーセント減となり、女性も同様の傾向を示したそうです。

「老化は足から始まる」といわれるように、加齢にともなってとくに足の筋肉量の減少が急速に起こるのです。

その結果、思い通りに立ったり歩いたりすることを困難にさせます。これを防ぐには、足の筋力トレーニングを行うことです。先の**図5・7**で示した筋力トレーニングをしましょう。

聖路加《せいるか》国際病院名誉院長であった日野原重明先生とご一緒に、講演会の講師を務めたことがあります。二〇〇六年のことでした。

そのとき、日野原先生が「自宅では椅子に座ったり立ったりを繰り返す運動を日課にしています」と話してくださいました。一〇五歳まで現役として活躍された原動力は、この運動がもたらしたのではないかという気がします。

まずは、一呼吸置いてから動作を始めよう

「自立できる体」を維持するためには、ケガの予防を心がけることも必要です。ケガのために体を自由に動かせなくなることがあるからです。

ケガを起こすおもな原因は、体に大きな力が加わることです。ケガを予防するという観点から、体に加わる二つの力への対処法を考える必要があります。

その力とは、静止している体を急に動かすときに加わる力と、動いている体を急に止めようとしたときに加わる力です。こういった力の大きさが体の限界を超えたとき、ケガが起きやすくなるのです。

残念ながら、老年になればなるほど、若いころのように強い力に耐えることはできません。

うしろから声をかけられたので、とっさに振り向いたら首や腰を痛めた、サッと

立ち上がった瞬間にひざを痛めた、くしゃみをしたら背骨を骨折した、などというように、急に体を動かしたり止めたりすることが、老年の人にとってはケガの原因になるのです。

ケガを防ぐには、まず、どのような動作でも一呼吸置いてから動き始めたり、動きを止めたりするのがよいでしょう。

高齢者のなかには、動きが緩慢になったことを嫌がる人もいますが、ものは考えようです。高齢になると急な動きがケガの原因になるので、「安全のために体をゆっくりと動かすようになってきた」と考えるのがいいと思います。

終わりに――夢を持ち続ける大切さ

「夢」は、さまざまな力を私たちに与えてくれます。生きる力、あきらめない力、耐える力、働く力、学ぶ力、許す力など、夢が与えてくれる力はいっぱいあります。

夢とは、実際には起こりそうにもないが、実現すればいいなという程度に、漠然と思っているのではないでしょうか。

確実に実現できることが夢になることは、まずありません。実現することがほぼ不可能であることを実現させたい、と強く願うことが夢だと思うのです。

でも、夢を実現させたスポーツ選手がいます。二〇一九年のマスターズ・トーナメントで優勝したタイガー・ウッズ（当時四三歳）です。

幼少から天才ゴルファーとして知られ、一九九七年にマスターズを史上最年少の二一歳で優勝しました。その後、メジャー四大会（マスターズ、全米オープン、全英オープン、全米プロ）を次々に制覇し、世界ランク一位に長らく君臨して、ゴルフ界のスーパースターの地位を確立したのでした。

ところが、二〇〇九年以降は離婚したり、四度の腰の手術を受けたり、鎮静剤の影響下で運転して逮捕されたりしました。スポンサーも離れ、まさにどん底の時期を過ごすことになり、優勝から見放されるどころか、世界ランクも一一九九位にまで落ち込んでしまったのです。

そんな彼に、奇跡といわれる復活を遂げさせた原動力の一つは、「息子と娘に優勝する姿を見せたい」という夢だったとインタビューで答えていました。

タイガー・ウッズの全盛期は、二人の子が生まれる前のことで、優勝した父親の姿を実際に見たことはありませんでした。「パパは、レジェンド」と尊敬してくれる子どもたちに、優勝する父親の姿を見せてあげたいという夢を持ち続けてきたことが、落ち込んでいた精神力を復活させ、厳しい練習に耐え、夢を実現させたのだそうです。

夢を持ち続けることができなければ、実現することはきっとなかったはずです。私は、大学の授業で若い学生たちに「夢を持ち続けよう」と繰り返し伝えてきました。

でも、タイガー・ウッズの復活を見て、夢を持つことは決して若者だけの特権ではないと思うようになりました。「夢を持つ」ことの大切さは、老年になっても同じです。また新たな夢を持つことは、高齢者にもさまざまな力、とくに生きる力を与えてくれるのです。

社会学者で、日本精神衛生学会の顧問でもある加藤諦三《たいぞう》さんは、「生きるのは夢を持つこと」と述べています。夢を持ち続けるから、生き続けられるのだと説いているのです。

馬術競技の選手である法華津《ほけつ》寛《ひろし》さんは、七七歳のとき「(二〇二〇年の東京五輪出場に)体力が続く限り挑戦したい」と夢を語っていました。実現すれば、七九歳で、一九六四年に次いで二度目の東京五輪への出場となります。

プロスキーヤーで登山家の三浦雄一郎さんは、八六歳で南米大陸最高峰アコンカグアの登頂とスキー滑降に挑戦しました（二〇一九年一月）。

残念ながら、ドクターストップがかかり断念することになりましたが、三浦さんは、「『次がある』と思い、ドクターストップを受け入れた」と述べたのです。さらに「九〇歳でのエベレスト挑戦」という夢を披露しました。

高齢になっても元気に生きるには、夢を持つことがとても重要であることを、彼らは私たちに教えてくれているのだと思います。

「もう年だから」の代わりに、「まだ先がある」と考えるようにしましょう。

何歳になっても、自分なりの夢を持ち、その夢に一歩でも近づくように日々努めるのがよい。それが、老年期を生き抜く力を私たちに与えてくれることでしょう。

あとがき

日本は世界でも有数の長寿国です。これからも高齢者は増え続け、人生一〇〇年時代が近々到来することが予測されています。

日本という国が、高齢者の一人ひとりが最後まで人生を満喫できる国であって欲しい、と心から願うばかりです。同時に、高齢者は他者に依存するだけではなく、「自立」できる力を持ち続ける努力をすべきだと思います。

本書で何度も述べてきましたが、日常の生活動作だけでも自立できれば、老後は十分に楽しめるのです。思い通りに移動したり、服を着替えたり、入浴したり、トイレに行ったりできれば、自由な、尊厳のある生活を送ることができます。やりがいのある仕事や趣味だって続けることができるでしょう。

そのためには、「自立できる体」を維持するための適度な運動が必要なのです。

本書では、「自立できる体」を持ち続けることの大切さと維持するための運動法を紹介してきました。

そのヒントを与えてくれたのは、私の父です。生涯にわたって「自立できる体」を維持することは大切だ、と身をもって教えてくれたのです。

九五歳になるいまも、介助や介護を必要としていません。自由に生きたいという理由で一人暮らしを続けています。ほぼ毎日、昼食と夕食は地下鉄を利用してお気に入りの店に行って済ませています。父の生活を参考にしました。感謝する次第です。

加えて、本書の原稿を書くことに集中できるように、家庭の雑事を一手に引き受けてくれた妻の典子の存在を忘れるわけにはいきません。ありがとう。

最後になりますが、平凡社新書編集部の和田康成さんには、出版に至るまでさまざまな面で私を支えてもらいました。

とくに印象に残っているのは、名古屋駅近くのカフェで初めてお会いしたときのことです。「自立できる体」の大切さをまくしたてる私を遮ることなく、和田さんは二時間近く聞き役に徹してくださいました。おかげで、そのときに本書の構想をほぼまとめあげることができたのでした。

出版を実現させてくださいました和田さんに、心より感謝いたします。

読者の皆さんが、「自立できる体」を生涯にわたって持ち続けられ、それぞれの人生を満喫されることを心より祈っております。

二〇一九年七月

湯浅景元

【著者】
湯浅景元（ゆあさ かげもと）
1947年名古屋市生まれ。中京大学名誉教授。日本体育学会名誉会員。一流スポーツ選手に対するトレーニング方法の研究とともに、その成果を生かして、多くの人々に体力年齢に見合った運動の仕方についての指導を行う。おもな著書に『湯浅式「ながらトレーニング」で若返る!』(小学館文庫)、『これならできる簡単エクササイズ』（岩波書店)、『老いない体をつくる――人生後半を楽しむための簡単エクササイズ』（平凡社新書）などがある。

平凡社新書918

「自立できる体」をつくる
人生100年時代のエクササイズ入門

発行日――2019年8月9日　初版第1刷

著者――湯浅景元
発行者――下中美都
発行所――株式会社平凡社
東京都千代田区神田神保町3-29　〒101-0051
電話　東京（03）3230-6580［編集］
　　　東京（03）3230-6573［営業］
振替　00180-0-29639
印刷・製本―株式会社東京印書館
装幀――菊地信義

© YUASA Kagemoto 2019 Printed in Japan
ISBN978-4-582-85918-8
NDC分類番号780　新書判（17.2cm）　総ページ192
平凡社ホームページ　https://www.heibonsha.co.jp/

落丁・乱丁本のお取り替えは小社読者サービス係まで直接お送りください（送料は小社で負担いたします）。